"宝宝加油"胎儿医学科普丛书编委会

主　　编：俞　钢

参编人员（按姓氏笔画排序）：

王丽敏　毛　武　邓志真　龙　浩

叶志球　刘千里　刘翠芬　孙宇玲

杜梦薇　何景然　余慧雯　尚　宁

胡春玲　俞嘉佳　洪　淳　夏　波

唐　晶　谢　琼

胎儿泌尿系统疾病释疑

俞　钢◎著

暨南大学出版社
JINAN UNIVERSITY PRESS

中国·广州

图书在版编目（CIP）数据

胎儿泌尿系统疾病释疑/俞钢著.—广州：暨南大学出版社，2017.12
（"宝宝加油"胎儿医学科普丛书）
ISBN 978 - 7 - 5668 - 2270 - 3

Ⅰ.①胎…　Ⅱ.①俞…　Ⅲ.①胎儿疾病—泌尿系统疾病—普及读物
Ⅳ.①R726.9 - 49

中国版本图书馆 CIP 数据核字（2017）第 294012 号

胎儿泌尿系统疾病释疑
TAIER MINIAO XITONG JIBING SHIYI
著　者：俞　钢

出 版 人：徐义雄
责任编辑：曾鑫华　高　婷
责任校对：苏　洁
责任印制：汤慧君　周一丹

出版发行：暨南大学出版社（510630）
电　　话：总编室（8620）85221601
　　　　　营销部（8620）85225284　85228291　85228292（邮购）
传　　真：（8620）85221583（办公室）　85223774（营销部）
网　　址：http://www.jnupress.com
排　　版：广州市天河星辰文化发展部照排中心
印　　刷：广州天虹彩色印刷有限公司
开　　本：787mm×960mm　1/16
印　　张：10.75
彩　　插：8
字　　数：128 千
版　　次：2017 年 12 月第 1 版
印　　次：2017 年 12 月第 1 次
定　　价：45.00 元

总　序

随着胎儿医学的发展，临床胎儿医学已经渐渐向我们走来。伴随着大量的产前筛查、超声波普查及影像设备的更新和诊断水平的提高，海量的胎儿医学信息使现有的产前诊断和围产医学已无法满足临床的实际需要。过去，许多问题胎儿都是交给产科医生引产解决，目前，胎儿疾病在临床上仍没有专门的医生诊治，依然是临床医学上的一个空白。超声医生发现胎儿问题转到产科，产科医生转到儿科或新生儿科，儿科医生转到外科或小儿外科，外科医生要求生后再想办法解决。实际上，胎儿的许多生理和病理现象不是某个专科医生或某项检查就能解决的，也不是单纯引产就能了事的，它需要临床医生综合各种产前检查和信息，综合判断并作出临床处理或提供治疗的明确方案。因此临床胎儿医学的诞生是医学发展的必然过程，它是在产前诊断和围产医学的发展过程中，逐渐衍变而成的更高一级的发展形势。

临床胎儿医学，顾名思义是应用临床的医学思维针对胎儿的常见疾病进行诊断和治疗，而其中最主要的就是临床胎儿内科学和临床胎儿外科学。临床胎儿内科学是在内科学的基础上，将胎儿疾病用内科的诊断和治疗方式判断和提出处理意见，在目前主要是结合产前检查的遗传学指标或基因学问题诊断和治疗，实际上是将所有临床胎儿外科学不能解决的胎儿问题都归属在临床胎儿内科学的范畴。而临床胎儿外科学是在临床胎儿医学基础上形成的以外科手术或技术为主的医疗模式，它包括用外科的临床治疗思路来审视各种产前胎儿医疗信息，应用外科的治疗手段来处理和解决胎儿疾病和问题，同时融合产科、围产医学、产前诊断技术以及遗传、医学伦理等多学科的知识和经验。在目前主要是针对可能致死或致残的胎儿疾病，应用手术在胎儿期或产时胎儿期或新生儿期进行外科治疗。

"宝宝加油"胎儿医学科普丛书以胎儿和新生儿外科疾病为基础，围绕产前超声检查和胎儿期外科疾病的临床诊断和治疗进行科普介绍，主要针对胎儿期相关外科疾病包括胎儿肺囊腺瘤和隔离肺、膈疝、食道闭锁、消化道闭锁、腹壁发育畸形、肾积水等，阐述了当前临床胎儿医学中存在的知识缺乏或信息不对称等问题，解释和说明了当前胎儿外科疾病的诊断和治疗的原则、方法等相关问题。

由于胎儿医学涉及医学较前沿的内容，书中论及的许多问题不一定跟得上医学的发展形势，其中某些医学观点还有待商榷，可能还存在不少缺点和错误，因此希望引起各位同行和专家的关注和共鸣，同时也期望得到各位的指导和斧正。

俞　钢

2016 年 6 月

序　一

    《胎儿泌尿系统疾病释疑》是"宝宝加油"胎儿医学科普丛书之一，它从胎儿医学的角度以浅显易懂的语言重点介绍了关于胎儿泌尿系统疾病的基础科学知识，以及该领域目前在我国的发展现状。该书既介绍了胎儿医学基于现代医学发展的前沿性，也简述了其作为一门新兴的交叉亚专业学科在我国"生根、发芽、开花和结果"的诸多无奈和不足，例如，胎儿肾积水的一体化管理问题、受体制和架构局限的问题、临床缺乏专业的胎儿医学专科的问题等。这些问题，都导致了胎儿泌尿系统疾病的临床诊治在诸多环节上的脱节和混乱。因此，胎儿医学亟须得到社会的高度重视和认同，以及对该亚专业学科发展的深入梳理。

    该书秉持推动和促进胎儿医学发展的初衷，从科普的角度为普通大众和妈妈们打开了一扇了解胎儿医学的大门。同时，它也为广大的胎儿医学工作者提供了一扇深入认识胎儿泌尿系统疾病专业知识的窗口，通过众多的案例和经验分享，为今后中国的胎儿医学发展增添了新的篇章。

    胎儿医学不仅仅局限于产科，同时还需要胎儿超声、小儿内科、小儿外科等众多学科的参与，反映了胎儿医学多学科交叉的特点以及未来发展的前景。俞钢医生从事小儿外科工作三十余年，他以丰富的小儿外科经验，主动参与胎儿医学的学习和研究，是胎儿医学的生力军。

希望通过本书的发行和推广，促使全社会有更多的医学专业人员参与到胎儿医学的工作领域中来，也希望全社会有更多的人了解和关注胎儿医学，关注患泌尿系统疾病的宝宝们，为广大家庭的幸福和美满保驾护航！

刘兴会

四川大学华西第二医院产科主任

中华医学会围产医学分会候任主任委员

中华医学会妇产科分会产科学组副组长

2017 年 9 月于四川

序 二

　　围产医学的发展源自 20 世纪 70 年代，并在 70 年代末期进入我国。围产医学的研究目的是降低孕产妇与围产儿的死亡率，提高孕产妇与胎、婴儿的健康水平，降低存活新生儿的致残率，达到提高我国出生人口素质的目的。近四十年来，全国围产医学的同道们兢兢业业，一步一个脚印，迎接了一个又一个的挑战，时至今日，我国围产医学的产前诊断，产科，新生儿内、外科，以及专科护理、辅助诊断等相关学科都已经有了长足的进步，大大缩短了与国际先进水平的差距。

　　胎儿医学在国外已经有二三十年的发展历史，生化筛查，临床遗传，超声影像，产科临床，新生儿内、外科等多学科逐渐整合，胎儿医学也是整个临床医学发展的一个亮点，它涉及基因组学、蛋白组学、代谢组学、微创手术、基因治疗等最前沿的生物医学技术，是现代生物医学的集大成者，多学科共同研究母亲—胎盘—胎儿系统的生理、病理、代谢情况，在宫内进行相应的胎儿干预和手术及术后的随访与管理。胎儿医学是一个独立的亚专业学科，目前在复杂性双胎的治疗，特别是在双胎输血综合征的激光治疗、Rh 溶血的宫内治疗等方面已逐渐成熟。我国近年也陆续开展了与胎儿医学相关的临床研究工作，并已崭露头角，自 2011 年在上海举办了中国第一次真正意义上的"胎儿医学大会"以后，我国的胎儿医学方兴未艾，但同时也说明胎儿医学尚处于起步阶段，还需要制定出一系列的临床规范和标准。

广东省妇幼保健院 2006 年在省内率先开设了胎儿多科会诊，凭借我院相关科室高水平专家的长期坚持和努力，几年来接受了数千名孕妇的咨询，为她们提出临床指导意见，挽救了不少可能会被引产的胎儿的生命，影响力遍及全省及周边地区，已经成为省内产前诊断的权威机构。现在我院也正在对胎儿多科会诊工作不断进行完善，期望能有更完备的制度和规范制定出来，促进胎儿医学的发展。

俞钢教授从事小儿外科工作三十余年，近二十几年来主要从事新生儿外科工作，是我省新生儿外科的领军人物之一，自胎儿多科会诊开设以来，一直是其中的中坚分子，他在新生儿外科各种疾病方面的诊治水平也逐渐名声在外。近年来他主要进行胎儿疾病的诊治研究，在国内率先使用网络平台，利用"好大夫在线"个人网站和"宝宝加油 QQ 群"，先后接受了数千名孕妇的网上咨询。每年他会给 100 多名新生儿进行手术，是目前国内进行新生儿手术例数最多的医师之一，且大多取得满意疗效。

有感于我国大部分医生、孕妇对胎儿泌尿系统疾病认识的严重不足，比例高达 80% 的患病胎儿在未经专业评估下即被动引产，使部分有机会选择出生的胎儿失去了合理的生存机会。俞钢教授在《胎儿泌尿系统疾病释疑》这本书中以专业、严谨的态度介绍了胎儿泌尿系统疾病的诊断、治疗和围产知识，主要包括：①胎儿泌尿系统疾病的一体化管理，改变了泌尿系统疾病的传统治疗模式；②提出了胎儿泌尿系统疾病的治愈率可达到90%以上；③提出了胎儿泌尿系统疾病产前影像学的评估指标；④为认识胎儿泌尿系统疾病提供了浅显易懂的临床案例。本书内容深入浅出、通俗易懂，涉及孕妇和产科医生关心的不同问题，解答了他们的疑惑，缓解了孕妇及其家人的焦虑心理，提出了诊断评估流程及医学伦理问题，从根本上改变了大众对胎儿泌尿系统疾病的传统认识，使产前诊断和治疗更趋于合理化和人性化，是一本值得医护人员和患儿家长阅读的好书。

我和俞钢教授毕业于不同的院校，共事二十余年，虽然分属内、外两科，但对新生儿专业的共同关注使我们经常进行业务沟通、探讨及研究，他所领导的新生儿外科的发展为新生儿内科提供了极大的保障。今天他所开展的胎儿医学工作将使得孕产和胎儿到新生儿的过程达到无缝衔接，为我们展示了一个新的医学领域。作为同事更是好友，他对事业的追求令我佩服！于是，在友情的推动下，更是在俞钢教授奋斗精神的推动下，我写下了这篇序言。

陈运彬

中华医学会围产医学分会常务委员

中国医师协会儿科医师分会常务委员

广东省医学会围产医学分会主任委员

广东省医师协会儿科医师分会主任委员

2017 年 9 月于广州

前　言

胎儿泌尿系统疾病是小儿外科三大主要疾病之一，备受学界的关注。在整个胎儿疾病的发生和发展过程中，泌尿系统疾病的发病率最高。过去，由于产前诊断技术的限制，相关知识仅限于新生儿外科，即只有小儿泌尿系统疾病的诊断和治疗，而缺乏胎儿泌尿系统疾病的相关内容。

随着胎儿超声及影像学的发展，越来越多的有关胎儿泌尿系统疾病的问题被提出。产前超声诊断胎儿泌尿系统疾病的准确率可达 98%，尤其是胎儿肾集合系统扩张和肾积水问题（发病率为 1% ~ 3%）。产前超声诊断为早期诊断和早期治疗提出了新的要求和标准，同时也为胎儿泌尿医学的发展奠定了基础和提供了空间。伴随着网上咨询胎儿泌尿系统疾病的人数的增多，且大多咨询问题简单、重复，仅靠我个人对这些问题进行解答，已经让我失去了大量宝贵的工作时间，几乎没有精力进行更深入的研究。幸好，互联网的普及，使我可以依靠网络来不断改善和解决一些问题。同时我也发现通过写书能将诸多相同的问题进行归纳总结，能使我从繁重的咨询和口头解释工作中解放出来，这也是我写此书的原因。

胎儿医学目前还是一个很新的领域，应用临床思维对胎儿健康乃至疾病进行审视和判断正逐渐步入大众生活中，将胎儿视为生命已经被越来越多的人们所接受。但胎儿泌尿系统疾病只是胎儿医学内容中一个很小的分支，目前医学界和普通大众对此认识并不多且有很多迷惑和误解，这方面的认识迫切需要了解和提高。

本书以科普的形式，主要通过问答和介绍典型病例等方式，力图将胎儿泌尿系统疾病深奥的知识以简单、易懂的形式展现给大家。本书的前半部分是有关胎儿泌尿系统疾病的相关咨询内容，这些都是过去几年时间里我在"好大夫在线"个人网站上对患者提出的问题的实际解答，从患者的角度将胎儿泌尿系统疾病的有关情况作了全面的介绍，所以主要针对的是患者及其亲人。本书的后半部分则是将国内外对此病的新进展和新认识作了综述，以通俗易懂的语言形式对胎儿泌尿系统疾病作了问答总结并提出当前存在的一些问题。同时结合典型病例的实际情况和图例进行讲解，使读者能够充分了解该病目前存在的问题和发展情况，所以本书的读者既可以是妈妈们，也可以是医务人员，包括超声、产前诊断和产科、新生儿科和外科等科室的专业人员。最后，由有过亲身经历的妈妈们，用自己的语言讲述她们在胎儿泌尿系统疾病诊断治疗过程中的种种经历，如发现胎儿问题时的茫然、诊断初期的惶恐、知道结果后的绝望、绝望中发现网络上有一线生机的兴奋、进入"宝宝加油QQ群"后的喜悦和信心、对产后的手术治疗和远期疗效的担忧、顺利完成所有治疗后的如释重负感和见到活泼可爱的健康宝宝时的成就感等。每一位有过此种经历的父母都可以说是历经冰火两重天的磨难，在几近绝望中，绝大部分父母终得正果，但也有不成功的悲痛和教训，这为其他妈妈们起到前车之鉴的作用。

本书通过文字表达了对新生命的祈盼和尊重，并充分体现了人类最原始、最真切的情感，是一部很好的人性教育的蓝本，适合所有的读者。尽管本书不能十全十美地解决所有关于胎儿泌尿系统疾病的问题，但我想至少也能起到抛砖引玉的作用。

在近十年从事胎儿医学工作的过程中，我得到了医院领导和众多相关部门的支持，并得到许多来自互联网及"宝宝加油 QQ 群"的妈妈们热情的支持和鼓励。是她们让我能够保持高涨的情绪和积极的进取心，在面对重重困难时决不低头、努力向前，同时，使我对胎儿泌尿系统疾病有了更深的理解和认识。还有我的家人、同事、朋友和曾经的患者，他们都给了我无私的支持和帮助，使我能够顺利完成本书的撰写，在此一并表示深深的感谢。此外，还需要特别感谢的是广州贝护佳医疗科技有限公司李春庭董事长和薛松总经理对我工作的无私支持和鼓励，这也是促成我最终完成本书的根本原因，为此让我代表全国的妈妈们向你们致以特别感谢。最后，还要特别感谢广东省狮子会茗德缘服务队的狮友，是他们为广大的病患父母们伸出爱心之手，做慈善泽福社会。

本书中的观点和医治方法仅代表本人经验，其中言语对涉及相关专业的人员若有冒犯，还请各位海涵。

俞　钢
2017 年 9 月于广州番禺新造

目　录

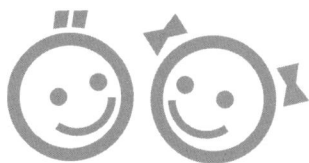

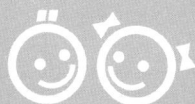

第一篇　胎儿泌尿系统疾病百问解答

- 与传统小儿泌尿系统疾病问答不同，胎儿泌尿系统疾病百问解答是一个全新的视角。胎儿到新生儿的诊治过程是一个一体化的管理过程，一体化的胎儿管理模式能有效地控制和降低胎儿的并发症，使总治愈率达90%以上。

- 孕妇是否继续妊娠，除了进行专业的评估外，还取决于个体的社会背景及家庭对胎儿的预期。

- 严重的胎儿泌尿系统疾病原则上选择宫内胎儿治疗或选择放弃。

- 对于有风险的胎儿泌尿系统疾病，孕妇选择继续妊娠时需要有面对不良预后的心理准备。

- 尽管轻度胎儿泌尿系统疾病有近100%的治愈率，但这是医学上的概率，具体到每个个体，医疗过程中仍有风险。

- 孕期评估的最佳时间为24～28周。

- 胎儿的宫内转运和远程胎监管理是一种方便和有效控制并发症的方法。

- 产后救治的主要手段有新生儿的早期干预包括肾盂穿刺减压引流、一期或二期肾盂成形术、膀胱造瘘等，微创手术为首选。

- 主要的并发症为肾功能不全或最终可能面临肾移植。

本篇中的内容主要是汇总我于 2009 年后在网上回答全国患者提出的 100 余个胎儿泌尿系统疾病问题，尽管患者提出的问题多有雷同，但每一个患者的具体情况却大不一样。每一个患者对胎儿泌尿系统疾病的认识和理解不同，所处地方和环境不同，关心和考虑问题的差异性也极大。所以，将问题罗列出来相信对每一个迫切需要了解这方面信息的父母会大有裨益，也是让医生从患者的角度更深切地体会即将为人父母或祈盼新生命的父母的需求，最大限度地满足不同患者的愿望。

1. 问：怀孕 26 周 B 超检查出胎儿左右肾集合系统分离，深径分别为 6mm、8mm。请问医生这种情况危险吗？

答：你好，26 周发现胎儿肾盂扩张（肾集合系统分离，深径为 6mm×8mm），按标准尚不能诊断为胎儿肾积水，肾集合系统分离要大于 10mm 方能确诊为胎儿肾积水。你目前的情况只能认为是一个良性的胎儿肾盂扩张，只需要动态的随诊，胎儿出生三天后根据需要例行 B 超检查就行。

2. 问：怀孕 33 周时彩超发现双肾集合系统分离，36 周 + 四维彩超结果显示双肾积水 11mm，肾实质厚度分别为 6mm 和 5.5mm，双侧输尿管全程扩张。37 周复查彩超显示双侧肾集合系统呈调色样改变，左侧 37mm×17mm×12mm，右侧 38mm×15mm×13mm，肾实质厚度左 5.3mm，右 4.2mm，双侧输尿管全程扩张，膀胱大小 39mm×28mm，膀胱壁厚 3.4mm，膀胱底部见"钥匙孔征"，羊水深度 53mm。这种情况最有可能是由什么引起的？严重吗？对胎儿有什么影响？需不需要提前剖腹产？会不会继续恶化下去？如果是胎儿后尿道瓣膜，那应该怎么办？需要进行什么手术治疗？效果会如何？急求解答！拜谢！

答：根据 B 超描述可以确诊为胎儿后尿道瓣膜，就是在尿道后段有一个瓣膜，尿液从膀胱排出受阻造成整个泌尿系统梗阻。产前干预目前尚在研究阶段，出生后可通过手术治疗，治疗效果取决于梗阻程度及梗阻时间对泌尿系统造成的损害程度，建议尽快到医院进行胎儿评估。

问：非常感谢您的回复。俞大夫，像这种情况需不需要提前剖腹产？还有个疑问就是后期羊水的主要来源是胎尿，后尿道瓣膜一般会引起羊水过少，可我的羊水为什么又是正常的？

答：因为你的宝宝的肾功能尚未受到严重损害，所以羊水并不会减少。若羊水减少，则胎儿可能很难维持到生产。至于剖腹产一般不需要提前，条件允许的话可在 B 超引导下穿刺放尿，暂时减轻压力。

3. 问：怀孕 31 周的时候查出胎儿肾积水，左肾集合系统分离 6.6mm，之后每半个月做一次检查。38 周时左肾集合系统还是分离 11mm，左右肾大小分别为 49mm×21mm、45mm×19mm，胎盘前壁，羊水指数 101mm，双顶径 96mm，头围 333mm。请问我的宝宝出生后会有事吗？胎儿肾积水与胎儿性别有关吗？

答：胎儿仅为轻度肾积水，一般认为是一个良性过程，不需要作治疗。产后需要进行动态观察，定期 B 超检查。胎儿肾积水与胎儿性别无关。

4. 问：胎儿双顶径 7.9cm，头围 28.2cm，腹围 24.7cm，小脑横径 3.3cm，股骨长 5.8cm，脐动脉 S/D 2.06，胎儿呼吸样运动（有），肢体活动（有），肌张力（有），胎头圆形光环可见，脑中线连续，脊柱连续性好，胎心率 150 次/分，搏动良好，四腔心可显示，胃泡可显示，左肾集合系统分离 1.4cm，右肾及膀胱可显示，未见异常回声，四肢长骨可显示。羊水指数 17cm。大夫，您好！我想问上述数据对胎儿的影响。

答：你好！根据描述，左肾集合系统分离为 1.4cm，属于中度的肾积水。大部分胎儿肾积水是一个生理性的过程，慢慢会自行消失，仅有 2% 的胎儿肾积水是需要外科干预治疗的。另外，你的宝宝右肾未发现异常，完全可以代偿左侧肾功能。只需要定期观察，胎儿出生后也只需要动态检查即可。如发现胎儿出生后肾积水严重则及时进行外科治疗，通常预后良好。

5. 问：怀孕 27 周 B 超检查出胎儿左肾集合系统分离 8mm，右肾集合系统分离 5mm。34 周 B 超检查出胎儿左肾集合系统分离 7mm，右肾集合系统分离 13mm。请问是否可以治疗？对胎儿有何影响？是否需要手术？

答：根据描述，肾集合系统分离在 10mm 以内还达不到肾积水的诊断标准。一般认为胎儿肾集合系统扩张是一个良性过程，只需要定期观察，出生后也只需要进行动态检查即可。

6. 问：胎儿 26 周，左肾大小约 50mm × 26mm × 30mm，结构不清晰，其内见大量大小不等的无回声区，最大者约

13mm × 10mm。**请问这种情况严重吗？**

答：你好！根据你的描述，胎儿考虑为多囊性肾发育不良，通常患肾是无功能的。建议做胎儿肾血流等相关检查，充分了解患肾和健侧肾功能，如患肾无功能而健侧肾功能正常，可以考虑在孩子出生后进行切除患肾的外科治疗。

7. 问：**怀孕 28 周，胎儿左肾异位并多囊性发育不良，右多囊肾，请问严重吗？**

答：胎儿左、右肾都有问题，最好是放弃，但也可根据实际情况考虑。多囊肾及发育不良肾，均是无功能肾或功能不良肾，孩子出生后将会面临肾功能不全并最终导致肾衰，除非进行肾移植。

8. 问：**胎儿 27 周，单侧右肾积水，肾集合系统分离 16mm，两天后复查，肾积水减少，肾集合系统分离 13mm，而且肾也由 53mm × 29mm 缩小到 49mm × 21mm，此种情况对胎儿出生后有没有影响？肾积水减少是不是说明胎儿正在自行恢复？**

答：胎儿右肾中度肾积水，但只要羊水无异常，表明左肾功能已代偿。孩子出生后要定期检查，如肾积水严重则应及时处理。

9. 问：**胎儿双肾集合系统轻度分离，左肾集合系统分离约 7.5mm，右肾集合系统分离约 7.8mm，胎儿膀胱呈充盈状态。请问这种情况正常吗？**

答：胎儿目前只是肾集合系统扩张，不需要作任何处理，产后再检查。

10. 问：您好！我怀孕 23 周，四维 B 超显示胎儿左肾多囊性发育不良。请问这是遗传病吗？遇见这种情况，孩子可以要吗？若我不要这个孩子，再生二胎又会出现这种情况吗？未曾接受过治疗，希望医生能帮我解答以上问题。

答：首先要告诉你的是，胎儿出生后可以像正常人一样生活，所以孩子是肯定可以要的；其次要知道的是，孩子出生后可能只有一个肾，左肾需要手术摘除。要确定是否有遗传性，则可以做肾囊性畸形的遗传学检查。

11. 问：怀孕 6 个月时 B 超检查出左肾集合系统分离 0.6cm，别的检查都正常。以后每次 B 超都有检查出左肾集合系统分离，分离值在 0.6cm ~ 0.8cm 之间。医生说 B 超随诊，待孩子出生后复查。怀孕 37 周时在老家做了 B 超，刚开始时操作医生说左肾集合系统还有分离，两分钟后说分离没有了。所以宝宝出生后也一直没有做检查。宝宝现在 9 个月了，大小便都正常，请问还需要复查左肾吗？

答：孩子出生后如果三次以上检查都没有问题，就可以不用检查了。

12. 问：怀孕 34 周，产前超声检查：右肾明显增大，右肾大小 61mm×38mm，肾实质菲薄，厚度 2.7mm，肾集合系统明显扩张，大小 55mm×40mm，肾盂突出肾门外，右侧输尿

管全程冗长迂曲扩张，最宽处内径 13mm。左肾大小 47mm ×
23mm，肾实质厚度 10.5mm，肾内结构未见明显异常。羊水最
大深度 45mm。超声提示：右肾重度积水，右肾实质菲薄。我
是否应该马上把孩子生出来进行治疗？以现在的情况来看，右
肾以后还有没有可能恢复功能？手术风险怎样？费用大概
多少？

答：通常的办法是等孩子出生后进行治疗，你的孩子可能
需要切除一侧肾。出生后做手术风险不大，费用为两万元左
右。若有可能，也可现在先做宫内穿刺引流。

13. 问：胎儿左肾多囊性发育不良，右肾正常。左肾增
大，大小约 4.9cm × 3.5cm，内见多个囊性暗区，最大约
2.0cm×1.8cm，脐带血正常。我的宝宝出生以后，他的生活
会受影响吗？可以治疗吗？

答：正常情况下孩子生出来没有什么问题。如果羊水正
常，说明右肾功能已代偿。孩子出生后靠一侧肾能够生存，但
孩子会比正常人少一个有功能的肾。

14. 问：我怀孕 5 个多月的时候就发现胎儿右肾积水。现
在宝宝已经 2 个多月了，反复发烧，一直在吃抗生素预防感
染。这 6 天连续发烧。这 2 个多月一直有验尿，还有做超声和
放射性检查。检查结果为右肾功能剩 32%。宝宝马上要到动
手术的时间了，日期是 11 月 1 日，但宝宝现在仍发烧，请问
还能如期动手术吗？发烧是否会影响肾功能？如果这次错过手
术时间，要排到 12 月 9 日。请问会影响肾功能继续下降吗？

那个时候动手术，肾还能治愈吗？

答：肾积水本身就会引起发烧，低热时也可手术。

15. 问：怀孕 34 周 + 4 天，彩超结果提示（胎儿盆腔囊肿）：胎儿右肾下方膀胱旁见一无回声小囊，大小约 21mm × 19mm，内见细光带回声。彩色多普勒检查：未见明显异常血流信号。请问俞大夫：如果我怀的是女孩，这种情况会影响到顺利分娩和胎儿健康吗？可以判断是属于哪种囊肿吗？这个囊肿会在分娩后自行消失吗？如果需要手术，手术会对胎儿以后的健康有影响吗？什么时候可以做手术？费用是多少？

答：不影响分娩方式，胎儿这种情况考虑输尿管囊肿，手术费用为两万元左右，孩子出生后即可做手术。

16. 问：怀孕 23 周的时候彩超检查出胎儿左肾多囊性发育不良，其他正常。请问该病严重吗？孩子是否可要？如果要的话，对孩子以后的生活有没有影响？是否会感染到正常的肾？或者是否会遗传给孩子的下一代？

答：如果羊水正常，孩子就可以要。但要明确孩子可能只能保留一个肾的功能，这种情况一般不会遗传给其后代。

17. 问：怀孕 29 周 + 4 天发现胎儿左肾积水，左肾大小 27.4mm × 19mm，肾集合系统分离 8.7mm；31 周 + 5 天，左肾大小 30.3mm × 14.9mm。膀胱欠充盈时，肾集合系统分离 7.2mm；膀胱充盈后，肾集合系统分离 10.4mm。上段输尿管扩张内径为 6.9mm。我想知道这样对胎儿有影响吗？孩子是否可要？孩子出生后有没有什么后遗症？

答：肾集合系统分离 10mm 以内均属于一个良性的生理过程，但输尿管扩张则需要关注。小孩一定能要，通常出生后没有后遗症。

18. 问：胎儿左肾集合系统分离，范围为 34mm × 15mm × 16mm。心室内见小强光斑，其他数值正常。医院建议终止妊娠。积水有可能会慢慢吸收消失吗？

答：如果羊水正常，说明胎儿的右肾已代偿，胎儿出生后是可以生存的，这不是致死性疾病，不建议引产，除非家属要求。这个情况可确诊为重度肾积水，积水不会自己吸收，有条件可行产前干预，放置引流管，或者等孩子出生后再行手术。这种情况最差也就是孩子一侧的肾功能完全丧失，但另一侧为正常肾，可以维持生命。

19. 问：B 超结果显示右肾增大，约 3.8cm × 1.8cm，似见双肾盂样回声，上肾盂分离 0.8cm，部分输尿管上段扩张宽约 0.5cm，左肾正常。之后又去了一家三甲医院检查，结论基本一致，医生说胎儿右侧有两个肾功能系统，其中一个有少量积水，建议 30 周时再检查。请问根据这样的数据，孩子还能要吗？

答：孩子肯定能要，这种情况考虑为重复肾畸形，孩子出生后根据情况再决定是否需要治疗。

20. 问：怀孕 25 周 + 6 天检查出双肾集合系统分离

0.45cm，很担心宝宝的肾功能发育。想知道这种情况下宝宝出生会有什么危险的可能性？

答：肾集合系统分离 1cm 以内属良性的生理过程，还达不到肾积水的诊断标准。定期产检，待孩子出生后复查即可。

21. 问：在怀孕时查出胎儿左肾积水，宝宝出生后定期复查，两个月大时查出肾积水增多并有肾结石。到当地医院泌尿科咨询过，医生说宝宝年龄太小，没有什么治疗方案，只要求定期复查。外科没有治疗方案，请问内科有什么方法可以治疗？化验检查结果如下：8 月 23 号 B 超查出左肾积水（肾集合系统分离 20mm），左肾结石约三四粒，较大的约 4mm。9 月 24 号复查，显示左肾积水（肾集合系统分离 24mm），左肾结石约两粒，较大约 8mm。

答：肾结石在 10mm 以内的一般可采取内科保守治疗，但肾积水需要关注，定期复查，必要时需要处理。

22. 问：怀孕时彩超已发现胎儿双肾集合系统分离，现在孩子 7 个半月了，B 超检查发现右肾已无积水，但左肾集合系统分离 5mm。B 超结果显示：双肾轮廓清，形态规则，表面平滑，实质回声均匀，左肾集合系统见分离暗区厚径 5mm，右肾集合系统未见分离暗区，双侧输尿管未见扩张，膀胱充盈。超声提示：左肾液性暗区，建议复查。

答：不需要处理，肾集合系统分离在 10mm 以内都是正常的。

23. 问：俞主任，您好，多途径预约不成，烦请网上应诊，十分感谢！胎儿 26 周 + 2 天，三维彩超结果显示：右肾大小 55mm×44mm×39mm，内见多个直径为 3mm～19mm 的液性暗区，互不相通。左肾正常。羊水暗区 41mm，指数 128mm，其他均无异常。诊断意见：考虑胎儿右肾多囊性发育不良。胎儿 28 周，二维彩超结果显示：右肾大小 60mm×40mm，内见多个大小不一的无回声区，最大的约为 22mm×18mm，互不相通。左肾大小 32mm×19mm，中上极实质内见一囊性无回声区，大小为 5mm×3mm。羊水暗区 56mm，指数 135mm，其他均无异常。诊断意见：右肾多囊性发育不良可能，左肾小囊肿可能。特向您咨询：①左肾是否为囊肿？是否会发展成如右肾一样的情况？（现在最担心这个问题）②右肾是否基本无功能？③现在这种情况会影响宝宝正常出生吗？若左肾囊肿增大但羊水保持正常，会影响宝宝出生吗？④宝宝出生后，我们希望于您处就诊，但因在外地，希望提前了解：是否宝宝一出生就要马上过去检查或治疗？若宝宝右肾无功能，是否必须马上手术？烦扰之处请见谅！热盼回复！谢谢！

答：根据你提供的资料，可确诊为左肾囊肿和右肾多囊性发育不良。肾囊肿和肾多囊性发育不良是两种疾病，肾囊肿是有肾功能的，一般不会发展为肾多囊性发育不良。需定期复查，必要时通过手术切除囊肿。右肾已无功能，建议手术切除，可于宝宝出生后两岁内进行手术。这种情况不影响分娩方式。

24. 问：怀孕 38 周了，胎儿双肾集合系统内探及 9mm 液性暗区，不知道是不是肾积水。医生建议复查，复查结果显示双肾集合系统分离，两侧宽均为 8mm，检查的医生没下诊断，望医生给予答案。

答：这种情况并不少见，10mm 以内只是肾集合系统扩张，目前还是在正常范围内。建议定期随访，每四周复查一次 B 超。

25. 问：胎儿左肾积水，6 月 18 号照的四维彩超显示肾积水约有 18mm；今天照的四维彩超显示肾积水约有 36mm（7 月 29 号）。宝宝现在已经 33 周＋了，其他一切正常。想咨询一下宝宝出生后如果肾积水不能消除的话需要做手术吗？如果需要做手术的话，风险有多大？费用大概为多少？

答：你所说的应该是肾集合系统分离 18mm 吧？需要确定。如果肾集合系统分离 36mm，则属于重度肾积水，需要进行产前干预了，可在超声引导下放置引流管引流减压，孩子出生后需要进行评估再做手术。明确诊断后做手术，风险相对不大，费用约为三万元。最严重的情况是切除患肾。

26. 问：胎儿左肾积水与孕妇囊肿。胎儿左肾积水一直在增多，27 周为 15mm，31 周为 23mm，36 周为 28mm，并且在 31 周查出孕妇有囊肿（大小 49mm×30mm），36 周囊肿大小为 62mm×40mm。俞主任，请核查这两份报告，评估囊肿属于良性还是恶性。是否需要产前处理？胎儿肾积水严重吗？7 月 30 号有去门诊咨询过您，您说三周后照彩超看囊肿发展情况，麻烦您百忙之中回复下。

答：胎儿左肾重度积水，需要早期治疗，具体需要根据检查结果判断。腹部肿块也需要定性。

问：是孕期治疗，还是等孩子出生后再进行治疗？我现在离预产期还有 4 周，现在胎儿已经 36 周 +2 天了。

答：孩子出生前可进行专业的评估，决定是否需要治疗或是待孩子出生后做早期治疗。不过现在你已经接近预产期了，可等孩子出生后再干预，必要时孩子可提前出生以尽早治疗。

问：俞教授，麻烦您看下我最近两次的报告，第一次是 7 月 30 号在广东省妇幼保健院做的 MRI，结果显示囊肿大小为 49mm×30mm，结论是肠系膜囊肿可能性大。昨天彩超显示囊肿增大到 62mm×40mm。囊肿是不是变成恶性的了？这个宝宝还能要吗？

答：你好，孕妇的囊肿应该不是恶性的，两次检查时间相隔一个月，胎儿都已经长大了，胎儿的腹腔容量较大，所以囊肿大于 10cm 才会有压迫症状，可在生产后尽早处理。但囊肿如果继续长大，分娩方式就要考虑剖腹产了。

27. 问：怀孕 6 个月，四维彩超显示：双肾集合系统分离，左肾 6.1mm，右肾 7.4mm。现在怀孕 7 个月复查，肾集合系统分离扩大，左肾 9mm，右肾 15mm。请问这个情况严重吗？影响孩子以后的健康吗？请问孩子可以生下来吗？以后该怎么治疗？

答：你好，你的情况属于临床的普遍现象：胎儿肾积水。左肾集合系统分离，但还没有达到诊断为肾积水的标准，是一个代偿性的现象，只要羊水没有异常，就表明左肾功能是良好的。右肾集合系统分离 15mm，表明是轻度的肾积水，对胎儿右肾有轻度的影响，一般可以待孩子出生后进行检查再确定是否需要治疗。

28. 问：怀孕 38 周，B 超结果显示胎儿右肾集合系统分离 12mm，左肾正常，羊水也适量，这种情况严重吗？如果胎儿出生后还有肾积水的话，要多大才能进行治疗？

答：胎儿轻度肾积水，你已临近临产期了，所以待孩子出生后再做检查，一般不需要处理。

29. 问：胎儿左肾积水，左侧输尿管上段扩张。我马上就到预产期了，很担心孩子有什么事，想知道胎儿用不用提前生出来？

答：考虑诊断为胎儿肾盂输尿管连接处梗阻，目前不需要处理，正常分娩，建议孩子出生后尽快手术。

30. 问：胎儿肾轻度积水并输尿管扩张。37 周胎儿右肾集合系统分离约 1mm，右侧输尿管全程扩张约 8mm。这种情况严重吗？孩子可以生下来吗？出生后有自愈的可能吗？如果不能自愈，手术治疗可以治好吗？这个病会不会影响孩子以后的生活质量？

答：这种情况可以确诊为胎儿右输尿管下端梗阻，需要待孩子出生后进行评估再做手术治疗，一般不影响孩子以后的生活。

31. 问：胎儿肾外肾盂，现在已经 24 周了。已经看过两家医院，结果差不多一样，请问是在胎儿期进行治疗还是等孩子出生后再进行治疗？这个宝宝出生后能正常生活吗？

答：你的情况目前不需要处理，待孩子出生后再评估。

32. 问：主任您好，我现在怀孕 8 个多月了，胎儿双肾积水，胎儿的左肾已经是重度积水了。我想问下，孩子出生后多久可以治疗呢？我们怕积水增加，耽误了孩子，谢谢！

答：孩子出生后即可手术治疗，有条件可在宫内置管减压。

33. 问：怀孕 34 周，胎儿左肾内似可见两个肾盂，且大小不一，上半部宽约 0.8cm，下半部宽约 0.3cm，二者不相通，未探及扩张的输尿管。超声提示：左侧融合肾可能。请问这和肾集合系统分离是一回事吗？因为 32 周 B 超显示左肾集合系统分离 0.7cm。另外，这种情况严重吗？是由什么原因造成的呢？

答：一般都是重复肾合并有或无重复输尿管畸形，左上半部肾多为发育不良。和肾集合系统分离概念不一样，这种情况多为胎儿在发育过程中出现问题，但具体原因不清楚。处理上主要看胎儿是否有严重肾积水或肾功能损害，目前不需要处理，等孩子出生后根据需要进行检查再做治疗。

34. 问：胎儿右侧肾盂液性分离，输尿管全程扩张。胎儿 38 周 +4 天时，彩超检测出右侧肾盂可见深度约 0.94cm 的液性分离，右侧输尿管全程扩张，走形迂曲，最宽处内径约0.78cm，右侧输尿管下段膀胱入口处显示不清。请问胎儿有没有问题？医生说可能是前期症状，积水不多，需要如何治疗？

答：考虑为一侧巨输尿管畸形，多因为输尿管膀胱入口处出现梗阻。待孩子出生后通过手术可解决大部分问题，但有小部分患者预后不良。

35. 问：怀孕 30 周，羊水量过多，双肾集合系统分离。2013 年 12 月 4 日做彩超，显示羊水最深 80.4mm，羊水清晰。胎盘位置正常，胎心率 143 次／分，胎心规律，胎动正常。胎儿双肾集合系统分离，左侧 5.2mm，右侧 6.0mm。想知道这些能说明胎儿什么问题吗？

答：只是肾集合系统扩张，还没有达到肾积水的诊断标准，没有什么大碍，孩子出生后定期复查就可以了。

36. 问：曾经怀孕 6 个月时检查出胎儿多囊肾，染色体检查正常。请问再次怀孕，胎儿还会有患多囊肾的可能吗？

答：一般来说，多囊肾分为两种情况，一种是遗传性的，另一种是非遗传性的，即肾囊性发育不良。首先要确认是多囊肾还是肾囊性发育不良，这两个概念很容易混淆。多囊肾是遗传性疾病，一般发生在两侧；而肾囊性发育不良一般不是遗传性的，且仅发生在一侧。即使多囊肾是遗传性疾病，但染色体一般也检查不出来，可检查胎儿父母及近亲的肾脏超声。

37. 问：胎儿盆腔异位肾或右肾缺如，现怀孕 26 周，是否建议保留胎儿？现情况对胎儿有什么影响？12 月 13 号检查结果显示：右肾集合系统内未见回声，盆腔内见范围约 23mm×16mm 的囊性包块，边界清，形态不规则。12 月 17 号检查结果显示：右肾未探及，盆腔无囊性包块，胎儿颈部未探及脐带血流信号。

答：只要左肾功能和检查未见异常，胎儿就肯定可以保留。异位的肾只要形态和功能没有异常，通常不需要处理，具体情况还需要通过孩子出生后的检查结果来确定。如果是单肾，只要对侧肾功能正常，也不影响孩子日后的生活质量。

38. 问：怀孕 36 周，胎儿双肾实质回声稍增强。26 周四维 B 超发现胎儿双肾实质回声稍强，在广东省妇幼保健院隔一月检查一次，情况没有变化，肾的大小结构都正常，羊水也正常。麻烦分析一下是什么原因？

答：回声增强是一个软指标，还需要做染色体检查。

39. 问：怀孕 8 个月时检查发现胎儿的肾有较少量的积水。出生后 48 天检查时发现婴儿的肾积水明显增多。该怎样治疗？是否需要住院？费用大概多少？CT 检查结果显示：双肾积水，考虑盂管部狭窄，右侧肾盏内高密度影，考虑结石，右侧腹股沟管积液。

答：CT 结果不详，建议住院进行手术治疗，费用约为两万元。

40. 问：怀孕产检时发现胎儿右肾积水，产后 4 天检查结果显示右肾积水暗区 1.1cm，医生建议观察。婴儿 6 个月和 9 个月进行复查时，积水宽度变化不大。12 个月复查时，又发现新状况，右侧输尿管膀胱壁内段局限性膨大，呈囊状凸入膀胱腔内，大小约为 1.0cm×0.8cm×0.9cm。在没有发现囊肿前，当地医生建议等孩子大点再进行手术，但现在发现了囊肿，需要立即做手术吗？如需做手术，能不能等到年后，手术费用大概多少？

答：可确诊为输尿管囊肿，建议尽快进行手术治疗，手术费用大概为三万元。

41. 问：怀孕 38 周彩超检查发现胎儿单侧肾积水，左肾集合系统分离9mm。之前24 周做三维 B 超，还有 32 周做彩超的时候都没有出现这些情况。请问医生，孩子这种情况严重吗？是什么原因造成的呢？

答：不严重，目前只是肾集合系统扩张，还未达到肾积水的诊断标准，可以正常生产。至于原因目前还不明确，多与肾和输尿管发育有关。

42. 问：胎儿 10 天前检查出肾一侧有积水，约为 0.9cm，今天检查的结果为 1.1cm。现怀孕 25 周，我想要这个孩子，请问我该怎么做？

答：孩子的情况刚刚达到诊断为肾积水的标准，建议定期观察病情发展情况。

43. 问：胎儿单肾对以后生活有没有影响？怀孕 34 周 + 4 天 B 超检查见胎儿右肾发育不良，羊水过多，边缘型前置胎盘。

答：胎儿单肾一般对孩子以后生活没有影响，但在其出生前需要评估健侧肾的功能和状态，如羊水过多就是一个不良的信号。

44. 问：胎儿单肾影响以后生活吗？怀孕 37 周检查出胎儿左肾显示不清，我马上就到预产期了，心里难受。

答：只要健侧肾的功能良好，就可以把孩子生下来，之后再考虑治疗。

45. 问：主任您好，打扰您了，我今天的 B 超检查结果显示，胎儿（21 周/男胎）左肾多囊性发育不良（42mm × 24mm），右肾正常（19mm × 12mm）。左肾内有多个囊肿，有连通的，有不连通的，膀胱内有一纵膈，输尿管有些扩张，请问这样的胎儿自愈的可能性大吗？我现在很痛苦，哭得眼睛已经快看不到字了，真不想结束宝宝的生命，希望您能给点建议，万分感谢！

答：你好，这种情况考虑是肾盂输尿管连接处梗阻，可以等孩子出生后进行手术治疗，但疗效不一定十分满意，需要谨慎评估后才能决定。而评估的决定因素是要全面了解胎儿的泌尿系统发育情况。

46. 问：胎儿左肾有囊肿，是否影响孩子以后的成长？有什么治疗方案？

答：你好，这种情况属于肾囊性发育不良，待孩子出生后可考虑进一步治疗。孩子将来可能只有一个具有功能的肾。

47. 问：怀孕 26 周四维 B 超检查显示胎儿双肾集合系统分离 3mm。30 周复查，双肾集合系统分离 5mm。33 周复查，双肾集合系统分离 6mm。37 周复查，左肾集合系统分离 6mm，右肾集合系统分离 9mm。按照这种发展速度，胎儿出生后患病的概率大吗？有可能是什么病症引起的？

答：目前只是肾集合系统扩张，10mm 以内临床意义不大，孩子出生后需要再次评估。

48. 问：怀孕 24 周，胎儿肾积水。您好，我两天前做检查发现胎儿左肾集合系统分离 11mm，右肾集合系统分离 13mm，请问这种情况很严重吗？是否还要做其他更具体的检查？孩子出生以后做手术，痊愈概率大吗？望医生给我解释下这个病。如果要把这个宝宝保住，整个孕期有哪些注意事项？宝宝出生后该怎么做？

答：目前属于轻度肾积水，可加做 MRI 补充诊断。宝宝肯定可以保住，待其出生后再检查评估肾功能，一般重度肾积水才需要治疗。

问：如果孕后期肾积水继续上涨呢？这个情况是不是还需要检查膀胱和输尿管？

答：等孩子出生后再进行处理就可以了，情况若严重的话，可在孩子出生后进行早期处理。

49. 问：怀孕 18 周 B 超显示胎儿左肾集合系统分离 9mm，右肾集合系统分离 3mm。28 周 B 超显示胎儿左肾集合系统分离 19mm，皮质厚约 6mm，左侧输尿管扩张，输尿管上段内径约 16mm；胎儿右肾集合系统分离约 4mm。32 周 B 超显示胎儿左肾集合系统分离 29mm，伴肾盏扩张，皮质厚约 6mm，左侧输尿管扩张，输尿管上段内径约 25mm。请问医生，胎儿是巨输尿管症还是其他什么病症？出生后能痊愈吗？会不会影响肾功能？会不会病变为肾癌什么的？

答：你好，考虑为左输尿管上段梗阻，建议待孩子出生后进行手术治疗。

50. 问：胎儿性别为女，23 周发现右肾积水且输尿管全程扩张，考虑输尿管膀胱入口处梗阻。目前 38 周，双肾均有积水和输尿管扩张，右肾情况更严重。左肾大小 5.3cm×3.3cm，皮质厚度 0.35cm，呈花瓣样分离，左侧输尿管全程扩张，最宽处 1.1cm。右肾大小 4.7cm×3.7cm，实质回声增强，皮质厚度 0.45cm，肾盂宽 2.0cm，右侧输尿管迂曲扩张，最宽处 2.5cm。希望了解孩子出生后的治疗方法、时机和预后。

答：需要考虑后尿道瓣膜，最好做 MRI 确诊。从长远看，孩子远期的肾功能多会受到影响，要综合评估判断是否要保住这个孩子。

51. 问：怀孕 38 周 +4 天时，B 超检查出胎儿肾集合系统分离 1.0cm，现在孩子已出生 42 天。请问这种情况对孩子有什么影响？需要做检查吗？

答：通常没有影响，但要定期检查，一般三个月或半年检查一次，两岁后无变化可认为正常。

52. 问：怀孕 17 周，彩超显示羊水厚径 45mm，羊水清，胎盘厚径 22mm，胎儿双侧肾盂无回声区厚径分别为左侧 5.2mm，右侧 5.7mm，胎儿膀胱大小约 28mm×13mm。我在 13 周时做过 NT，结果良好。在 16 周做过唐氏，结果为低风险。请问俞教授，胎儿这个症状严重吗？一是，这种轻度积液，是否为胎儿憋尿所致？二是，积液后期会自行消失吗？三是，有必要做羊水穿刺等遗传学检查吗？或者还有其他好的解决办法吗？诚盼得到您的帮助。万分感谢！

答：你好，胎儿目前的情况就是下尿路梗阻，最大可能是后尿道瓣膜，所以要密切观察病情变化情况。若是积液持续增多，且输尿管有扩张则需要在胎儿期进行治疗。根据你提供的资料来看，胎儿肾功能受到一定的影响，积液不是胎儿憋尿所致，也不会自行消失。有条件可做遗传学检查。

53. 问：我的预产期是 4 月 25 号，今天去产检，医生说我的宝宝左肾积水 1.0cm，一个月前的检查是正常的。请问医生，这种情况是否严重？县人民医院妇科的医生说得很严重，妇幼保健院的医生又说不用太担心。不知道该怎么办了。

答：这个情况属轻度肾积水，可以说是一个良性的生理过程，等孩子出生后再进行检查就可以了。

54. 问：怀孕 7 个月，彩超检查发现胎儿右肾发育不良。

报告上显示：双肾可见，右肾萎缩，切面径 21mm×15mm×13mm，内见多个无回声区，其中之一约 6mm×5mm。左肾形态大小基本正常，切面径约 42mm×23mm×23mm，肾集合系统未见明显分离。羊水分布均匀，透声良好。希望专家帮忙分析，可否继续妊娠？

答：你的宝宝可确诊为右肾囊性发育不良，宝宝可以要。在宝宝出生后建议将其发育不良的肾切除，可微创手术，但是必须面对终生只有一个肾的情况。

55. 问：我妻子已经怀孕 6 个月，刚做了四维彩超，发现胎儿先天性缺肾，复查另一个肾，结果正常。这个对胎儿以后有什么影响？是不是对男孩子影响更大？出生后有没有恢复的可能？

答：如果确定是一侧肾缺如，你的宝宝将面临出生后终生只有一个肾的情况，所以你需要有思想准备。这个情况对孩子的影响与性别无明显关系。

56. 问：怀孕 25 周第一次做四维 B 超检查时发现胎儿右肾积水最大直径为 1.2cm。两周后复查彩超，第一次显示右肾集合系统分离 1.2cm，间隔 40 分钟复查，显示右肾集合系统分离 1.0cm，其他一切正常。请问医生，胎儿的积水严重吗？还需多久复查？如果分离的数值一直不变，最严重的后果是什么？

答：首先，这个情况是可以治疗的，从你提供的资料来看，情况是乐观的，建议你每 2~3 周定期超声检查，如积水无变化，你就可以正常待产，等孩子出生后再做检查。肾积水为 10mm～15mm 属轻度，15mm～20mm 属中度，大于 20mm 属重度，如肾积水大于 20mm 我们才考虑处理。

57. 问：我现在怀孕 7 个月了，3 月 19 号做四维 B 超时发现胎儿右肾大小约 2.4cm×1.5cm，左肾回声略增强，大小约 3.0cm×1.5cm，见多个无回声区（互不相通），最大约 0.7cm×0.7cm。4 月 8 号检查显示右肾大小 2.8cm×1.7cm，左肾大小 3.4cm×1.6cm，见多个无回声区（互不相通），最大约 1.4cm×1.2cm，考虑左肾多囊性发育不良。我想问一下这个孩子能要吗？对他以后的生活有什么影响？家里没有遗传病史。

答：你好，左肾囊性发育不良意味着左肾是没有功能的，你的孩子会面临终生只有一个肾的情况，一般不影响正常的生活，与遗传是没有关系的。只是当孩子在生活中遇到对肾有伤害的情况时会有较大的风险，最严重的情况就是需要做肾移植，但若预防、保养得好，则一生中可无异常。此外，患肾需要尽早手术切除，否则会有恶变的可能。

58. 问：胎儿 27 周左肾积水伴全程扩张，输尿管末端囊肿，膀胱内探及 22mm×16mm 的囊性回声，输尿管扩张，最宽处约 9mm。请问医生，这种情况严重吗？我是否还可以继续妊娠？孩子出生后能治愈吗？对以后有影响吗？

答：输尿管下端梗阻，可以继续妊娠，孩子出生后可考虑手术，最坏的情况是一侧的肾输尿管没有功能，必须切除，但对孩子的生活影响不大。

59. 问：胎儿在 23 周时，检查出肾积水，右肾 1.8cm、左肾 0.7cm。现在 25 周，右肾 1.8cm、左肾 1.2cm。我想咨询一下如果孩子生下来，这个病可以治愈吗？

答：这种情况通常需要进行综合评估，了解羊水情况及肾功能发育情况。孩子出生后若确诊，可先检查再决定治疗方案。这个病一般能治愈。

60. 问：怀孕 7 个月，发现胎儿一边为多囊肾，出生后多久可以手术？

答：一般新生儿就可以做微创手术了，但需要先明确诊断。

61. 问：胎儿左肾肾盂及部分肾盏分离，较宽处分别约 0.6cm、0.5cm，实质厚约 0.5cm。我想确定，这个情况对胎儿的肾有无影响？

答：这个情况属正常的生理扩张，目前不需要处理，但需要定期检查。

62. 问：怀孕 24 周的时候做胎儿检查时发现胎儿右肾比左肾明显增大，诊断为胎儿右肾囊性发育不良，右肾有多个液性区，较大者直径为 0.7cm，后换医院重新拍彩超确诊为肾囊性发育不良，囊肿较大者直径为 1cm，但是羊水深度在正常范围内，医生说至少证明左肾是正常的。请问：①胎儿右肾囊性发育不良，出生后需要做哪些检查才能确定右肾是否还有功能？出生后的治疗方法一般都是怎样的呢？②右肾是否会影响左肾的正常功能，导致新生儿肾衰竭等情况发生？③这种情况的发病原因一般是什么？会存在家族遗传的可能性吗？我和爱人都已检查，均未见肾或者肝部有囊肿，再要二胎是否还会存在这种肾囊性发育不良的可能呢？

答：你好，肾囊性发育不良与遗传无关，是一个受环境因素影响的先天性疾病，通常胎儿的一侧肾功能代偿后，就不需要做进一步处理。孩子出生后需要做肾脏的核素检查，确定肾的功能，如果无功能就需要尽早手术切除，一般在新生儿期就可以处理了。你需要面对你的孩子终生只有一个肾的事实，平时需要多注意保护孩子的肾脏。

63. 问：怀孕 26 周做四维彩超时发现胎儿右肾下方有 1.1cm×1.0cm 的阴影，形状规则，与右肾关系密切，想问下对胎儿以后的健康有什么影响？

答：这个情况需要考虑肾囊肿或输尿管囊肿，对胎儿有一定影响，可加做 MRI 明确诊断。孩子出生后尽早做 CT 确诊，必要时通过手术处理。

64. 问：怀孕 33 周，现查出胎儿左肾积水，右肾多囊肿。在 4 月 23 日时曾做 B 超检查，发现左肾集合系统分离 12mm，轻度积水，右肾完全正常。在 5 月 22 日做 B 超检查的时候却查出左肾积水，右肾为多囊肾，而且医生说是重度。怎么可能一个月的时间发生这么大的变化？我想请问下，这个孩子是否可以留下？

答：超声检查是基于肾的形态学的描述，所以见到的肾脏改变与实际的情况会有差异，同时检查结果还取决于医生对该病的认识。肾积水和多囊肾是两个疾病，建议到其他医院进一步检查，明确诊断。

65. 问：我现在怀孕 25 周，在做四维彩超时发现胎儿双肾集合系统分离，右肾集合系统分离 7mm，左肾集合系统分离 8mm，请问这个情况严重吗？对胎儿有什么影响？该怎么办？

答：目前还达不到肾积水的诊断标准，建议定期随访。

66. 问：怀孕 6 个月，最近做彩超检查发现胎儿右肾多发囊状物，左侧重复肾盂。我想知道这样对胎儿会构成危险吗？是否存在健康危机？该怎么办？谢谢！

答：胎儿右肾是没有功能的，主要取决于左侧重复肾的功能，这需要经过临床综合评估后才能做决定，只要左肾功能正常，孩子就可以生存。

67. 问：胎儿 8 个月大时做彩超发现其双肾集合系统分离 10mm，这是什么意思？情况严重吗？

答：表明胎儿双肾集合系统都有轻度的扩张，不严重，孩子出生后进行复查即可。

68. 问：怀孕 6 个月的时候，四维彩超结果一切正常，复查的时候查出胎儿重复肾上肾盂扩张 1.03cm，输尿管扩张。请问我还能不能要这个孩子？

答：孩子可以要，可以等其出生后根据需要进行手术治疗，一般来说预后较理想。

69. 问：怀孕 25 周 +2 天，四维彩超查出胎儿右肾集合系统分离 0.38cm，左肾集合系统分离 0.79cm。这该怎么处理？情况严重吗？医生建议 1 个月后复查。

答：目前没有太大问题，建议定期检查。

70. 问：怀孕 26 周，B 超检查发现右肾内见分离性暗区，宽约 5mm，肠管宽 6mm。请问是否有不良影响？该如何处理？

答：目前没有影响，建议定期产检。

71. 问：怀孕 25 周，B 超检查发现胎儿左肾集合系统分离 5mm，右侧没有分离，早期和中期的唐筛都是低危。请问医生，我这种情况严重吗？

答：不严重，不需要做任何处理。

72. 问：怀孕 22 周做四维彩超发现胎儿右肾集合系统分离 0.6cm，胎儿如果生下来会是畸形吗？

答：孩子可以生下来，按目前情况来看不会畸形。胎儿目前也没有什么大的问题，但是需要动态观察。

73. 问：我因体弱吃了 15 天中药后发现怀孕，马上停了中药。怀孕 5 个月做四维 B 超时发现胎儿双肾靠下，6 个月复查没有变化。怎么办？请医生指导！

答：注意双肾形态大小变化，通常是没有大问题的。

74. 问：怀孕 26 周，B 超显示右肾区探及 4cm × 3.8cm × 3.8cm 囊性回声，壁薄，内有清液，右肾动脉未显示。请问医生，孩子出生后右肾是不是 100% 无功能？或者说没有右肾？需要做手术吗？

答：右肾囊性发育不良，孩子出生后可以通过肾核素检查确定肾功能，通常患肾是没有功能的，建议手术切除，所以，孩子终生只有一个正常的肾。

75. 问：怀孕 24 周做三维彩超时发现胎儿双肾集合系统分离，左右肾前后径均见 9mm 液性暗区；等到 30 周复查时发现左右肾前后径分别见 11mm、7mm 液性暗区。请问情况严重吗？听说胎儿憋尿也会出现这种现象？后期应该注意什么？

答：问题不大，刚刚达到轻度肾积水的诊断标准，建议定期产检，待孩子出生后随诊。

76. 问：现在怀孕 27 周，胎儿检查出右肾为多囊肾，为 1.7cm × 1.1cm，左肾有点偏大，为 4.4cm × 2.2cm，其他均正常。请问这个孩子可以保住吗？如何解决？

答：应该是右肾囊性发育不良，孩子可以要，但建议在孩子出生后通过手术摘除右肾。

77. 问：现在怀孕 22 周，发现胎儿双肾积水，左 16mm，右 15mm。希望医生帮忙看看，我该怎么办啊？

答：要考虑后尿道瓣膜，若想要孩子，需要考虑产前行宫内穿刺引流减压，等孩子出生后再做进一步治疗。

78. 问：4 月 8 号做了三维彩超发现胎儿肾集合系统分离，其他正常。下面是最近几次的检查数据。

24 周　左：0.30cm　右：0.60cm
31 周　左：0.50cm　右：1.10cm
33 周　左：0.60cm　右：1.20cm
35 周　左：0.55cm　右：1.43cm
36 周　左：0.55cm　右：1.43cm

医生建议我们去大医院做检查，请问有必要吗？孩子没出生之前可以治疗吗？

答：胎儿目前只是右肾轻度积水，暂不需要做治疗处理，出生后根据需要再做超声复查。这种情况一般都是良性过程，必要时才考虑手术。

79. 问：胎儿右肾大小约 35mm×21mm，实质回声增强，皮髓质分界不清，实质内可见多个囊性回声，较大者约7mm×6mm，似可见相通。输尿管中上段可见扩张，较宽处约 4.8mm。提示：胎儿右肾异常（梗阻型囊性发育不良肾），右侧输尿管中上段扩张。医生帮忙看下，请问这个情况严重吗？是肾的原因，还是输尿管的原因？是否要终止妊娠？谢谢！

答：肾囊性发育不良。孩子可以要，待其出生后建议手术切除其患肾，但须接受孩子终生只有一个肾的现实。

80. 问：2014 年 6 月 30 日，怀孕 23 周 +3 天，超声检查发现胎儿右肾为多囊肾，膀胱内囊性回声（夫妻双方家庭都没有多囊肾遗传史）。这种情况有必要去更好的医院复查吗？这份检查能不能确定宝宝就是多囊肾？我想知道这种情况有多严重？如果孩子留下来，另一个肾会不会转变成多囊肾？

答：胎儿是肾囊性发育不良，不是多囊肾。二者是有区别的，前者是结构异常，后者是遗传性疾病。胎儿有一侧正常的肾，就可以放心将其生下来，而另一个发育不良的肾则建议手术摘除。只是需要有心理准备，孩子出生后会终生只有一个肾。

81. 问：怀孕 22 周，超声检查发现胎儿左、右肾大小分别为 6.5 cm × 4.08 cm、2.08 cm × 1.82 cm。左肾实质内可见多个大小不等的无回声，后方回声增强，其中较大的约3.91 cm × 3.91 cm、2.29 cm × 1.97 cm。右肾回声稍增强。提示胎儿为左肾囊性发育不良。请问医生，这个情况是不是特别严重？会影响胎儿发育吗？胎儿还能保留吗？

答：这种情况需要与多囊肾做鉴别诊断，如果只是左肾囊性发育不良，则可继续妊娠，但必须明确胎儿出生后将只有一个肾，且其发育不良的肾需通过手术摘除。如果是多囊肾，则属于遗传性疾病，要根据父母意愿决定是否保留胎儿。

82. 问：怀孕 21 周，四维彩超发现胎儿左肾积水，左输尿管上段扩张，疑似先天性巨输尿管。是不是孩子生下来必须进行手术治疗？其出生后排尿会受影响吗？希望医生能给我一个合理的建议。

答：孩子出生后肯定需要手术治疗，并且要尽快，否则就有可能失去其一侧肾和输尿管。

83. 问：胎儿 25 周，三维彩超检查时因胎儿背部朝前，所以看不到面部。胎儿肾脏有 0.3mm 的分裂，医生说过一个月再复查。请问我是不是需要做进一步检查？

答：没有肾脏分裂一说，胎儿可能是重复肾，可到上级医院做进一步检查，明确诊断。

84. 问：医生，您好！我现在怀孕 27 周，怀孕 24 周做排畸检查时发现胎儿右肾有囊腔，左肾未见异常，其他也一切正常。我去过北京多家医院复查，结果有的诊断为成人型多囊肾，有的诊断为肾囊性发育不良。我在网上查看了相关资料，得知这是两种完全不同的病症。这使得我无法做出要不要这个孩子的决定。您能否帮忙诊断一下？

答：二者在超声形态上是有区别的，多囊肾以多个小的微囊为主，超声下回声增强，且多发生在双肾，属遗传性疾病；而肾囊性发育不良是有多个囊性结构，且无正常的肾结构，一般单发于一侧肾。可以通过遗传学检查确诊。

85. 问：胎儿现在已经 20 周，在 16 周做产检时发现胎儿左肾图像不清，怀疑为多囊肾。18 周到医院复查 B 超，显示胎儿左肾囊性发育不良。19 周做了专家会诊 B 超，会诊结果显示：胎儿左肾囊性发育不良，如果右肾发育良好，胎儿可以正常生长发育，待出生满月后到儿童医院泌尿科复查，目前是否继续妊娠则自主决定。经过与其他类似患者比较，我们的胎儿发现肾发育问题时间最早，后期发育中胎儿左肾是否会不断变大？是否会压迫其他器官或导致其他并发症状？出生后右肾发生病变的概率大不大？如果继续妊娠，孕妇接下来在定期检查的内容、时间安排等方面需要注意什么？现在心情非常矛盾，急切需要医生给我们专业的建议，谢谢您！

答：你好，你的问题目前在国内还没有明确的指引，所以不仅是你很纠结，医生们同样也很纠结。一般肾囊性发育不良发生在单侧，由于胎儿腹腔容积较大，一般不会出现压迫症状。肾囊性发育不良的孩子是可以正常分娩的，产期正常产检。但需要家长明确的是，孩子有问题的肾在出生后一般需要手术处理，因此，孩子终生只有一个肾，孩子和父母都需要面对这个现实。

86. 问：超声检查时发现胎儿左侧肾脏大小约 4.8cm×4.0cm，其内见 1.8cm×1.4cm、1.4cm×1.4cm、1.4cm×1.1cm 囊性结构，边界清，形态规整。检查提示：胎儿左肾结构异常（考虑肾囊性发育不良）。

答：左肾囊性发育不良是一个常见病，需要综合评估，若无其他异常，孩子可以正常出生，出生后需要确诊并通过手术摘除患肾。

87. 问：我做四维 B 超时检查出胎儿肾积水，肾皮质最薄处 0.27cm，过了半个月我换了另一家医院检查，结果一样，医生建议我两周后再检查，检查结果依旧一样，医生说孩子出生之后无法治疗。我想咨询一下，孩子出生真的没问题吗？

答：胎儿目前只是肾积水，且为轻度，可以等其出生后再做评估。

88. 问：做四维超声检查的时候，超声科医生说胎儿右肾上似有另一肾盂，建议一月后复查。请医生帮忙分析胎儿情况，以及胎儿能否要？

答：从你的描述上看，胎儿应该是重复肾畸形。孩子肯定可以要，若无肾积水，孩子出生后可无须处理。

89. 问：怀孕 23 周，做 B 超检查时发现胎儿双肾集合系统分离，最大前后径为 11mm（左侧）、7mm（右侧）；今天 32 周复查 B 超显示双肾集合系统分离，最大前后径为 15mm（左侧）、13mm（右侧），双侧输尿管未见明显扩张。羊水透声好，羊水量未见异常。请问医生，我这种情况是不是很严重？孩子还能要吗？要是生下来能治好吗？

答：情况不是很严重，孩子肯定可以要，等其出生后再评估，确定是否有问题，一般 75% 以上的都是良性过程。

90. 问：怀孕 20 周 +2 天，B 超显示胎儿右肾集合系统分离 4.93mm，请问这种情况严重吗？下一步应该做什么检查和处理？

答：目前没有问题，需要定期观察检查。

91. 问：胎儿右肾为重复肾，26 周时大小为 3.8cm × 1.8cm，左肾没有明显显示。在膀胱的左上角显示发育不良肾可能。这个孩子能不能留？现在已经 28 周了，希望医生尽快给予建议，实在是不知道该怎么办了！谢谢！

答：首先要明确的是左侧发育不良的肾通常需要在孩子出生后手术摘除。其次要综合评估右侧的重复肾的形态和功能。如没有其他方面的问题，孩子是肯定可以要的，但必须面对孩子终生只有一个肾的情况。

92. 问：怀孕 23 周 +3 天，B 超检查提示胎儿双肾轮廓欠清，其他都还在正常值，但发现最大羊水池深度 32mm。怀孕 4 个月的时候做过 B 超，最大羊水池深度 47mm，胎儿双肾可见，左肾集合系统分离 1.4cm，右肾集合系统分离 1.3cm。请问医生，胎儿双肾轮廓欠清这个问题严重吗？这和羊水减少有关系吗？非常感谢！

答：是的，羊水少意味着胎儿肾功能差，孩子不一定能要，需要综合评估，慎重选择。

93. 问：胎儿左肾集合系统分离 15mm，胎儿左侧腹腔见宽约 11mm 的迂曲管状回声，动脉血流探及上段可见与左肾盂相连，下段与膀胱相连，提示巨输尿管可能。请问医生，孩子有没有危险？可用药或其他方法使孩子恢复健康吗？

答：左肾积水并巨输尿管，等孩子出生后须再次确认并进行手术治疗。

94. 问：两次 B 超显示胎儿单肾，第一次是昨天在县医院做的，今天上午复查。请问胎儿出生以后单肾的可能性大吗？如果想保留这个孩子，这个情况对孩子以后的生活有影响吗？

答：胎儿单肾情况较少见，多是一侧肾发育不良。通常只要一侧肾是正常的，孩子就可以正常出生，出生后的生活质量要视孩子的生长情况而定，一般来说影响不大。

95. 问：23 周做四维彩超查出胎儿双肾集合系统分离，左10mm、右4.8mm；25 周复查，左12mm、右不变，这种情况严重吗？因为此前曾有两次自然流产：一次40 天自然流产，一次胎停，所以这次想保住宝宝，希望医生告诉我该怎么办？是不是很严重？

答：不严重，暂时不需要做任何处理，可能孩子左肾会达到轻度肾积水的标准。你目前需要定期产检，观察胎儿肾集合系统变化情况。

96. 问：胎儿30 周的时候检查出没有左肾，并且左下腹有个小囊肿。这个情况对宝宝以后有什么影响？囊肿会不会病变？建议生还是不建议生？

答：孩子肯定可以生，那个囊肿是发育不良的肾，出生后需要手术处理，但要面对孩子终生只有一个肾的情况。

97. 问：您好！主任，我今年36 岁，第二胎，现在怀孕

24 周 + 2 天，在做畸形排查的时候查到胎儿右肾异常。超声所见：左肾大小 38mm×21mm，结构未见明显异常。右肾区未见右肾回声，代之以大小 21mm×14mm 的囊实性结节，反复探查内部结构似肾脏回声。我应该怎么办？这个孩子能要吗？

答：右肾囊性发育不良，孩子肯定可以要，出生后需要手术治疗。但需要家长明确的是，孩子终生只有一个肾。

98. 问：24 周做大排畸时，查出胎儿左侧肾脏内有多个液性暗区，医生诊断为多囊肾，请问这个孩子还能要吗？出生后孩子能治好吗？

答：孩子可以要。左肾囊性发育不良，出生后可手术摘除。孩子经过手术后，比正常人少了一个肾，但另一个正常的肾可以代偿缺失肾的功能。

99. 问：胎儿左肾切面内径 30mm×15mm，左肾形态轮廓正常，体积不大，肾集合系统分离，暗区前后径 11mm。右肾切面内径 34mm×18mm，右肾形态轮廓正常，体积不大，肾集合系统分离，暗区前后径 14mm。请问：建议引产还是定期复查？这样的胎儿出生后健康的概率有多大？

答：胎儿双侧轻度肾积水，建议定期产检，胎儿出生后健康的概率较高。

100. 问：您好，医生，我怀孕 34 周的时候通过 B 超检查出胎儿右肾下有 25mm×22mm×12mm 的低回声区，界清。两周后复查，做了核磁共振，考虑肾囊肿或包裹积液，又做了会诊 B 超，显示右肾内下缘处肾盂囊肿 33mm × 24mm × 17mm，见絮状回声，边界欠清。其他部位和羊水都没有问题。我们家也没有肾疾病方面的遗传史。想请问一下医生，像这种情况的肾囊肿严重吗？会影响孩子的肾功能吗？手术会切除整个肾吗？预后情况好吗？希望医生能根据您的丰富经验给我一个建议。非常感谢！

答：需要具体了解检查结果，才能给出较好的建议，从你的描述来看，需要考虑胎儿腹部囊性占位。

101. 问：怀孕 24 周检查发现胎儿双肾集合系统分离 4mm 和 6mm，31 周检查发现胎儿双肾集合系统分离 5mm 和 5mm。两次检查中间隔了差不多两个月，检查结果变化不大，是不是能确定小孩真的在憋尿？是不是不严重？

答：目前只是肾集合系统扩张，问题不大，是良性的生理过程，建议定期检查。

102. 问：怀孕 30 周发现胎儿肾积水，肾盂、肾盏扩张，不排除多囊肾的可能，这属什么病症？宝宝还能要吗？

答：肾发育畸形，最好能到上级医院再次检查以明确诊断。孩子肯定可以要，但家长可能需要面临孩子将来只有一个正常肾的情况。

103. 问：怀孕 26 周查出胎儿双肾集合系统分离，左 0.77cm、右 0.89cm；怀孕 30 周复查，左 0.9cm、右 1.1cm。请问大夫，我该怎么办？谢谢！

答：目前没有太大问题，建议定期检查。

104. 问：怀孕 34 周 + 3 天，产检查出胎儿左肾有囊肿，大小为 18mm×15mm，之前的检查都没有异常问题。请问囊肿对胎儿有无影响？现在胎儿已经这么大了，应该怎么办？

答：暂时不需要处理，待孩子出生后随访。

105. 问：我现在怀孕 26 周 +6 天，9 月 6 日去检查三维彩超发现胎儿腹腔积液，右肾偏小。今天又去做了检查，胎儿右肾显示不清，但其他一切正常。我和老公都很担心，是不是宝宝只有一个肾？宝宝在肚子里已经六个多月了，每天都能感觉到宝宝强有力的跳动，这真的是一种幸福的滋味，我真的很想把宝宝健健康康地生下来，但是又担心宝宝的健康。我们接下来该怎么办？希望得到您的帮助。

答：胎儿右肾发育不良，但检查不规范，需要到上一级医院检查确诊。宝宝出生后将面临只有一个肾的情况。

106. 问：怀孕 25 周，B 超检查发现胎儿左肾集合系统分离 10mm，在后续的复查中，数值一直没有变化。一直到 36 周，肾集合系统分离仍为 10mm。请问胎儿的肾是否有问题？是否有染色体异常或者唐氏宝宝的风险？

答：胎儿一侧肾集合系统扩张，目前没有问题，这跟染色体没有关系，更不是唐氏宝宝。建议定期检查，待孩子出生后复查。

107. 问：怀孕 24 周，四维彩超发现胎儿双肾积水 0.9cm，29 周 B 超复查时发现左肾集合系统分离 0.8cm、右肾集合系统分离 0.6cm，这种情况对胎儿有没有影响？需不需要到三甲医院做进一步检查？

答：肾集合系统良性扩张，目前不需要处理，建议定期检查。

108. 问：怀孕 35 周，彩超提示：胎儿左肾集合系统分离，盂管交界处 0.92cm，胎儿右肾集合系统分离 0.59cm。医生，您好，目前胎儿的情况严重吗？我需要做进一步的检查吗？

答：目前不需要处理，定期产检即可。

109. 问：27 岁，现怀孕 34 周整，预产期为 12 月 8 日。怀孕 23 周（8 月 13 日）时做了四维 B 超，检查结果显示左心室 2 枚直径约 2mm 的强回声点，左肾 36mm×22mm，见数个无回声区，最大约 18mm；右肾 25mm×14mm。于 8 月 15 号再次 B 超，左心室见 3 点，右心室 1 点，左肾 29mm×18mm×20mm，分离 15mm。肾盏扩张，皮质菲薄，厚约 2mm，左输尿管上段明显扩张，内径 8.7mm。8 月 26 日心超结果显示左心室见两点状强回声。9 月 4 日 B 超结果显示，左右心室各见一点状强回声，左肾集合系统分离 15mm。10 月 24 日 B 超结果显示，左肾集合系统分离 18mm 左右，左心室见两点状强回声，绕颈 1 圈。依据这种情况，孩子能要吗？是建议顺产还是剖腹？小孩生出来畸形的可能性大吗？对智力和生长发育等方面会有影响吗？肾脏如有问题，手术可以治疗吗？需要注意哪些问题？

答：胎儿中度肾积水并输尿管扩张，不影响分娩方式，建议待宝宝出生后再手术处理。目前要定期产检，心室强光斑不需要处理。这种情况与胎儿智力及生长发育无关。

110. 问：医生您好，我目前怀孕 29 周 + 2 天，在 22 周 + 5 天时做胎儿排畸形 B 超，结果显示胎儿双肾集合系统分离，左 0.7cm，右 1.0cm；后在 26 周 + 5 天复查，显示左 0.5cm，右 1.4cm。请问胎儿这个问题的正常值是多少？作为妈妈，我是否需要注意些什么？如果是先天性输尿管狭窄，出生多久需要做手术？

答：胎儿右肾积水，10mm ~ 15mm 是轻度，15mm ~ 20mm 是中度，大于 20mm 是重度，临床上一般到了重度才需要处理。目前只要定期检查，待孩子出生后再确诊。

111. 问：怀孕 23 周，四维 B 超大排查时发现胎儿双肾集合系统分离 3mm，产科医生建议去上一级医院做复查，请问有必要吗？还是到原就诊的医院 B 超复查就行了？

答：需要去上一级医院检查确诊，如果肾集合系统只是分离 3mm，则不必处理。

112. 问：您好，我昨天去医院做了三级排畸 B 超，发现胎儿双肾集合系统分离 0.3cm，我很担心，不知这种情况严不严重？要不要采取措施？

答：暂时不需要担心，也不需要处理。

113. 问：胎儿 24 周双肾积水 1.6cm，现在 31 周，双肾积水，左 4.5cm×3.0cm、右 3.7cm×1.7cm。请问最坏的情况是怎样的？最好的情况呢？

答：胎儿双肾功能差，待宝宝出生后需要反复透析解决问题，最终需要肾移植。家长须慎重评估，决定胎儿去留。

114. 问：胎儿 32 周，左肾缺如，右肾双肾盂包裹均匀，其他方面都很正常。请问大夫，孩子可以留吗？

答：孩子可以留，但必须面对孩子终生只有一个正常肾的情况。

115. 问：22 周彩超发现胎儿双肾集合系统分离，右 0.8cm，左 0.7cm；25 周右 0.6cm，左 0.9cm；32 周右 1.0cm，左 0.9cm；36 周右 1.2cm，左 0.9cm。请问医生，我家宝宝的问题大吗？现在已经 36 周了，我该怎么办呢？

答：目前没有太大问题，建议定期产检，待孩子出生后进行检查。

116. 问：现在怀孕 31 周，30 周 +3 天时通过小排畸发现胎儿左肾集合系统分离 1.11cm，21 周 +3 天时 B 超发现胎儿左肾集合系统分离 0.57cm ，请问需要治疗吗？对胎儿以后的发育会有影响吗？需要注意些什么？怎么调养？

答：目前不需要处理，建议定期复查评估。

117. 问：25 周 +4 天羊水暗区最大深度 3.0cm，羊水指数 9.2cm。胎儿双肾集合系统分离，左肾集合系统分离约 0.79cm，右肾集合系统分离约 0.35cm。27 周 +2 天羊水暗区最大深度 3.0cm，羊水指数 9.3cm。左肾集合系统分离 0.9cm，右肾集合系统分离 0.5cm。目前应该怎么办？希望医生给点建议和帮助。

答：目前不需要做任何处理，定期复查，一般都是良性过程。

118. 问：2014 年 8 月 25 号做了一次四维彩超，彩超显示胎儿左肾集合系统分离 1.0cm，医生说没有大碍。2014 年 10 月 17 号做了普通 B 超，显示胎儿左肾集合系统分离 1.2cm。我现在怀孕 33 周，别的检查都正常。麻烦医生告诉我这个需不需要治疗？要是治疗的话，该怎么治疗？

答：胎儿已经达到肾积水的诊断标准，建议定期观察胎儿病情变化情况，等孩子出生后复查。

119. 问：怀孕 38 周，B 超检查时发现胎儿有重复肾，之前的检查都没有问题，怎么确诊？如果有这一问题，对孩子出生后有什么影响？需要怎么治疗？在什么时候开始治疗最好？

答：两次以上的超声检查就可确诊，孩子出生后复查，若还有症状，就需要考虑手术治疗。

120. 问：怀孕 25 周，二维彩超显示宝宝双肾集合系统见液性分离，左肾集合系统分离0.8cm，右肾集合系统分离2.5cm，考虑巨输尿管畸形。请问，这一般是什么原因引起的？现在应该注意些什么呢？

答：要考虑巨输尿管畸形或输尿管反流，最好复查三级超声确诊。发病原因目前还不是太清楚，多数认为是胎肾在发育过程中受到某种因素影响引起的。

121. 问：怀孕23周，超声查出胎儿肾囊性发育不良。请问孩子如果留下来，以后需要做手术吗？风险大吗？需要长期治疗吗？我知道没有绝对的答案，只是请医生讲讲可能的情况，谢谢！

答：是的，孩子出生后需要做手术摘取患肾，一般手术后就基本不需要后续的治疗了，但需注意，任何手术都是有一定风险的。

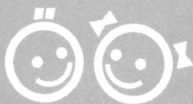

第二篇　胎儿泌尿系统疾病的问答总结

- 主要围绕前篇的诸多提问进行专业的解答。
- 主要内容是胎儿泌尿系统的基本专业知识，了解胎儿泌尿系统的产生、发育及生理和解剖病理过程。
- 根据提问的核心问题进行系统的胎儿泌尿系统疾病讲解，使读者对胎儿泌尿系统疾病有一个全面的了解，从而帮助患儿妈妈们做出正确选择。
- 解答胎儿泌尿系统疾病的常见问题，对不同的胎儿泌尿系统疾病进行鉴别判断。

一、认识胎儿泌尿系统疾病

精子和卵子在子宫内相遇后形成受精卵，并逐渐发育成胚胎，在胚胎形成的初期，肾脏约在 8~9 周逐渐形成，肾小管在 14 周后开始发育，而此后逐渐形成的胎儿泌尿系统包括双侧肾脏、双侧输尿管、膀胱及尿道等。在泌尿系统发育过程中发生的任何紊乱都有可能导致胎儿泌尿系统疾病。相对胎儿异常或其他疾病来说，胎儿泌尿系统疾病的发病率较高，约占所有胎儿疾病的 20%。由于人们过去对胎儿泌尿系统疾病的认识不足，一般在胎儿出生后相当长一段时间因其出现泌尿系统疾病症状再到医院求治，此时大多已出现并发症，救治的风险增加。随着产前超声及 MRI 影像学诊断技术的提高，产前诊断胎儿泌尿系统疾病的准确率可达 90%，并且可以鉴别分类；在诊断的基础上，又可根据胎肾的大小、形态及羊水量等进行肾功能的判断，并以此为产前评估提供依据。

胎儿泌尿系统疾病虽然检出率高，但因为胎儿在宫内时的风险及出生后的处理得不到重视，所以在临床上往往容易被忽视或胎儿出生后得不到及时的诊断和治疗。在胎儿的整个泌尿系统疾病中，往往上尿路（包括肾、输尿管）的预后较下尿路（膀胱和尿道）的要好，这是因为胎儿泌尿系统疾病以梗阻为常见，胎儿尿路梗阻的位置越低，对整个尿路的发育所造成的影响就越大，这也为判断胎儿的去和留提供了一定的参考。在判断胎儿泌尿系统疾病的过程中，羊水的多少也是一个相当重要的参数，羊水过多可能是肾功能不良或代偿的表现，尤其是在孕早期；而羊水过少则提示双肾功能可能都出现问题，保留胎儿则具有相当大的风险。胎儿泌尿系统疾病的产前检出是由于超声检查的进步，所以目前胎儿泌尿系统疾病的问题主要是基于胎儿肾、输尿管及膀胱等的形态学改变进行的产前诊断和鉴别诊断，但仍有一些疾病在产前是无法做出准确判断的。

二、胎儿泌尿系统疾病诊断标准和影像特征

超声检查胎儿泌尿系统主要包括肾脏、输尿管、膀胱、尿道、羊水量等的筛查（图2-1）。目前在产前诊断中，超声检查是检查胎儿泌尿系统疾病的最重要手段，产前检出率可达1：200活产儿。[①]

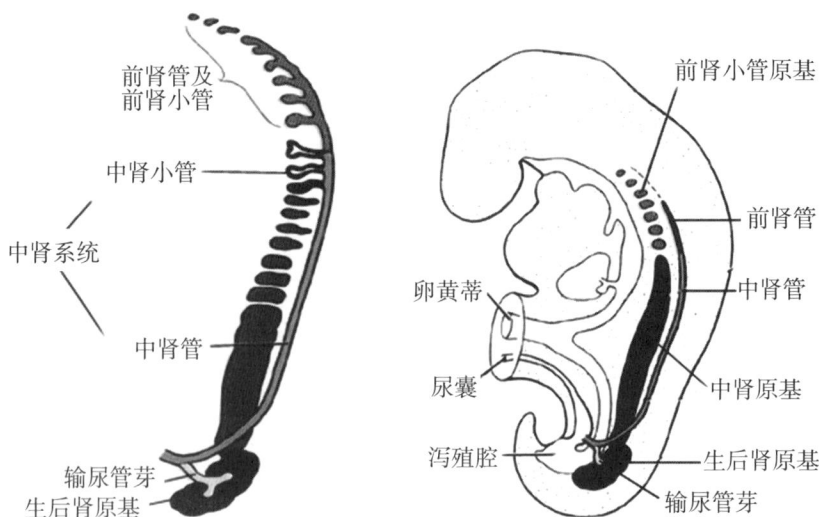

图2-1　前肾、中肾、后肾形成

资料源自：http：//210.36.48.61/2010/3/wlkc/html/embryology/kidguan.htm.

---

① 俞钢．临床胎儿学［M］．人民出版社，2016：272.

1. 肾脏

通过超声检查可以准确判断肾脏的形态、大小、回声强弱及集合系统的形态改变。一般在胎儿脊柱两侧肾窝处可见到卵圆形的肾脏，中间集合系统不显示（图2-2、图2-3）。若在常规部位没有显示正常肾的轮廓，需要注意检查盆腔及路径上是否有发育不良的肾，发育不良的肾可大可小或呈小块团状实性的包块。当肾实质回声大于肝脏可认为是肾脏回声增强，它是一个主观的判断指标，可以是正常的一种变异，也可以是肾脏发育过程出现了变异，如染色体异常、遗传性多囊肾等。当肾内存在多个囊性结构时则提示为肾囊性发育不良，但要与肾积水作鉴别。

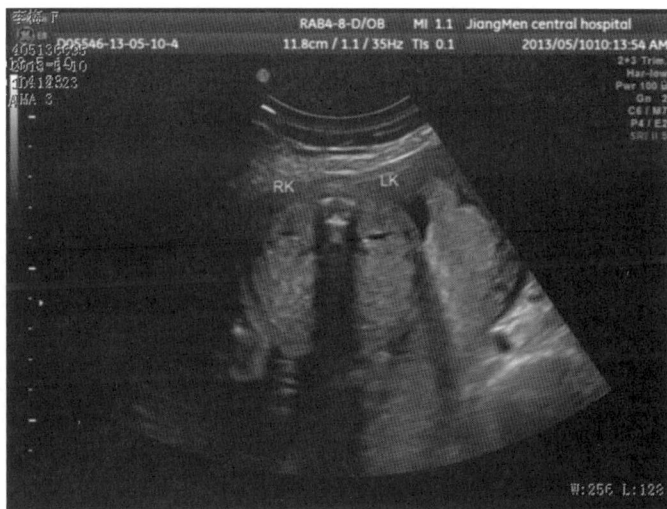

图2-2 胎儿正常双肾超声影像1

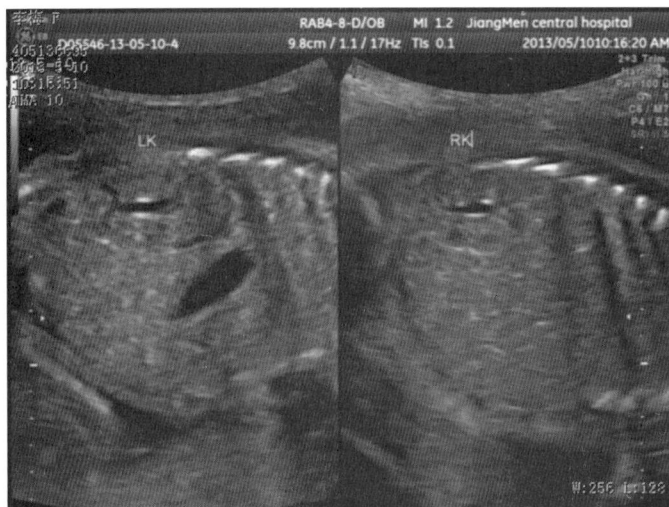

图 2 - 3　胎儿正常双肾超声影像 2

　　在超声检查肾脏系统时最常发现的问题就是肾积水（图2 -4）。正常情况下是看不到肾集合系统的，当有尿液潴留时，则可见肾集合系统扩张。一般诊断标准是当肾集合系统分离大于1cm时，即可诊断为肾积水；而小于1cm则多为良性过程，待胎儿出生后定期检查。肾积水可分为轻、中、重度，主要就是依据肾集合系统分离的程度来确定。在判断肾集合系统分离的同时，还要检查肾脏的皮质厚度、肾盏的扩张程度、肾盂输尿管连接处的变化等。当一个肾脏出现两个集合系统时就需要考虑重复肾畸形。

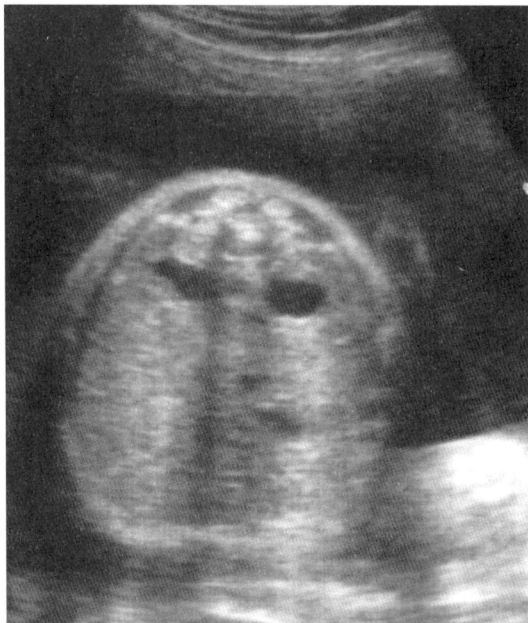

图 2-4　轻度肾积水超声影像

2. 输尿管及膀胱

正常情况下超声检查不能显示胎儿的输尿管，但在高分辨率的超声扫描下偶可显示，直径不超过 1mm ~ 2mm。当出现病理性的改变时，超声检查可见到输尿管的扩张，常见的有肾盂输尿管连接处梗阻、膀胱输尿管反流、膀胱输尿管梗阻等。胎儿膀胱是其腹腔内两个最大的囊性结构之一，和左上腹部的胃泡一样，膀胱（图 2-5）位于胎儿下腹正中，超声显示为很容易判断的无回声区，其主要的功能是储尿。早在胚胎 11 周时即可探及，在 32 周时其最大容量为 10ml，足月时可超过 40ml。正常膀胱有充盈和排空两种状态，所以当出现病理情况时，膀胱会有明显的变化，如出现尿道梗阻、神经性膀胱等情况时，可表现为膀胱明显增大；如出现双肾发育不良、膀胱外翻等情况时，通常膀胱会表现为变小或消失，此时多伴有羊水过少。

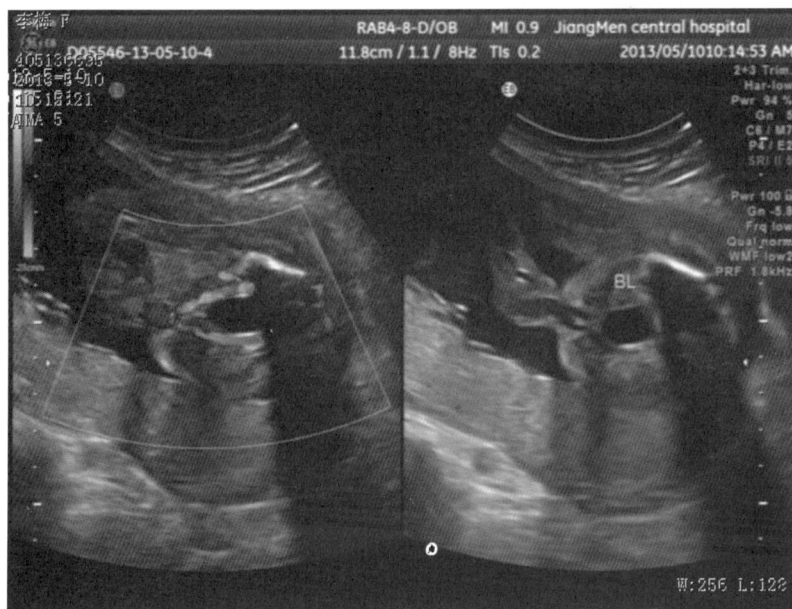

图 2-5　胎儿正常膀胱超声影像

3. 尿道

产前超声检查中很难发现胎儿尿道异常，这是因为我国的计划生育政策强调禁止检查胎儿性别，所以通常在超声检查中，医生不会做外生殖器的检查。且胎儿尿道和外生殖器在发育过程中会出现较显著的变化，但临床上常见的尿道发育异常主要就是后尿道瓣膜，超声检查可显示为典型的"钥匙孔征"（图 2-6），此外还有尿道上裂和膀胱外翻以及尿道下裂的"郁金香征"（图 2-7）等。

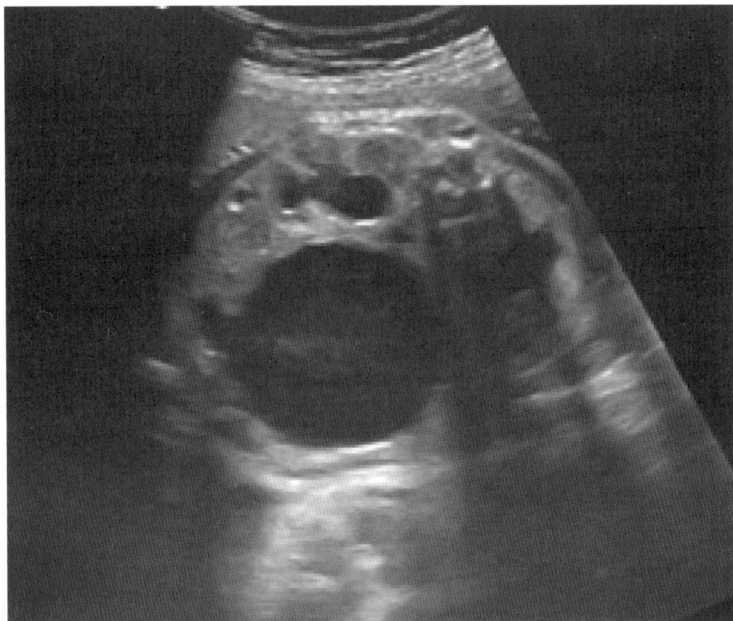

图 2 - 6　后尿道瓣膜：扩张的膀胱与后尿道形成"钥匙孔征"超声影像

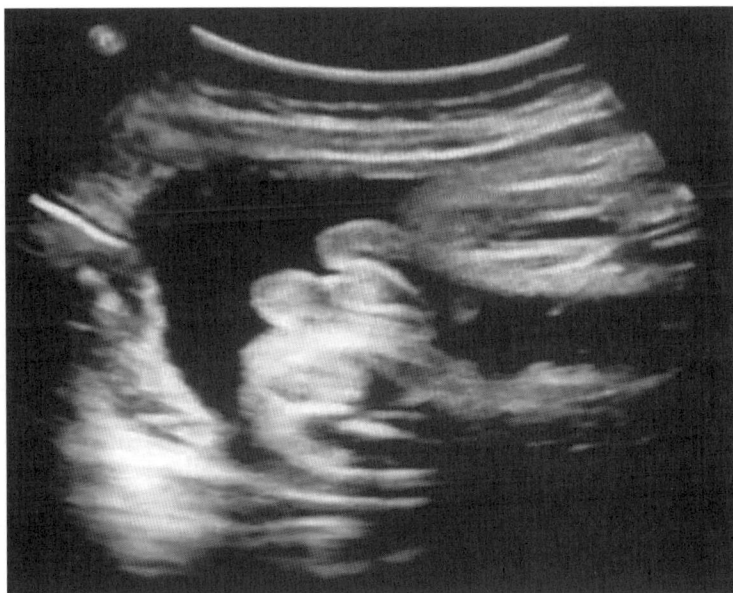

图 2 - 7　尿道下裂："郁金香征"超声影像

4. 羊水量

妊娠早期，羊水主要来自母体血清，但到中期胎儿尿液则成为羊水的主要来源。羊水量是反映胎儿肾功能的重要指标，所有胎儿泌尿系统疾病都与羊水量的多少有关。羊水过少是胎儿泌尿系统疾病最严重的表现之一，可以是完全性的尿路梗阻、双肾发育不良、膀胱外翻等的症状。而羊水过多往往无特异性，常和胎儿其他非泌尿系统异常相关。此外羊水是胎肺发育的重要物质，羊水的不停循环可促进胎肺的发育完善，当羊水过少时，可导致新生儿出生后呼吸窘迫甚至死亡。

三、胎儿泌尿系统疾病的鉴别诊断

胎儿泌尿系统疾病的鉴别诊断主要包括肾囊性疾病、梗阻性疾病和肾实质回声增强疾病的鉴别。

肾囊性疾病主要包括肾的单纯囊肿、肾囊性发育不良或遗传性多囊肾等。肾的单纯囊肿多为孤立的、边缘清晰的无回声小肿块，很少大于3cm，且在超声影像上较容易辨认，肾的形态和轮廓多不出现变化。而肾囊性发育不良（图2-8）则表现为多个大小不等的囊状结构，肾的形态发生变化，偶伴有输尿管的扩张，对侧肾也偶有代偿性的肾集合系统扩张，但多在1cm以内。遗传性多囊肾则多显示为双侧肾体积增大，为细小高回声表现的囊状结构改变，常伴有羊水的改变，且多以羊水过少为主，这也是肾功能极度变差的表现。

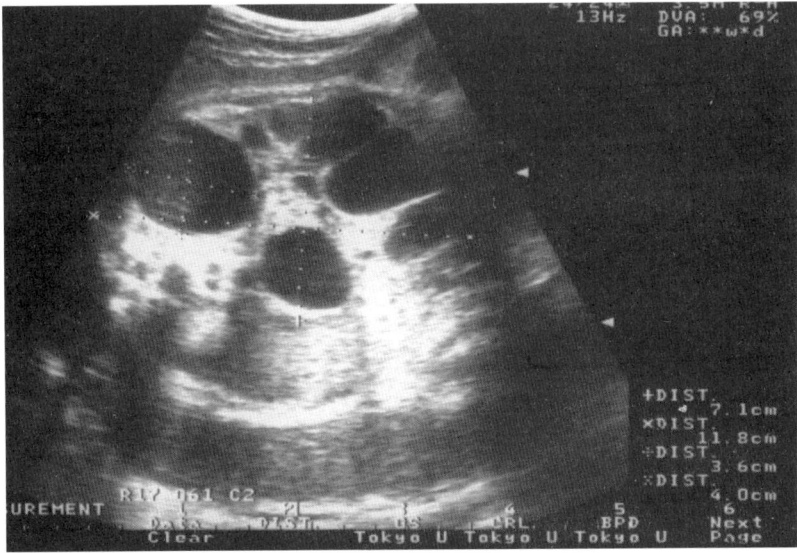

图 2 − 8　肾囊性发育不良超声影像

梗阻性疾病表现为胎儿的肾集合系统分离、输尿管扩张、膀胱增大或者出现尿道扩张等，在尿路的不同部位出现的扩张反映了各部位疾病出现的可能。肾集合系统分离大于 2cm 多提示肾盂输尿管连接处梗阻（图 2 − 9）；肾集合系统分离、输尿管扩张则提示下端输尿管梗阻；膀胱、尿道扩张则提示后尿道梗阻。

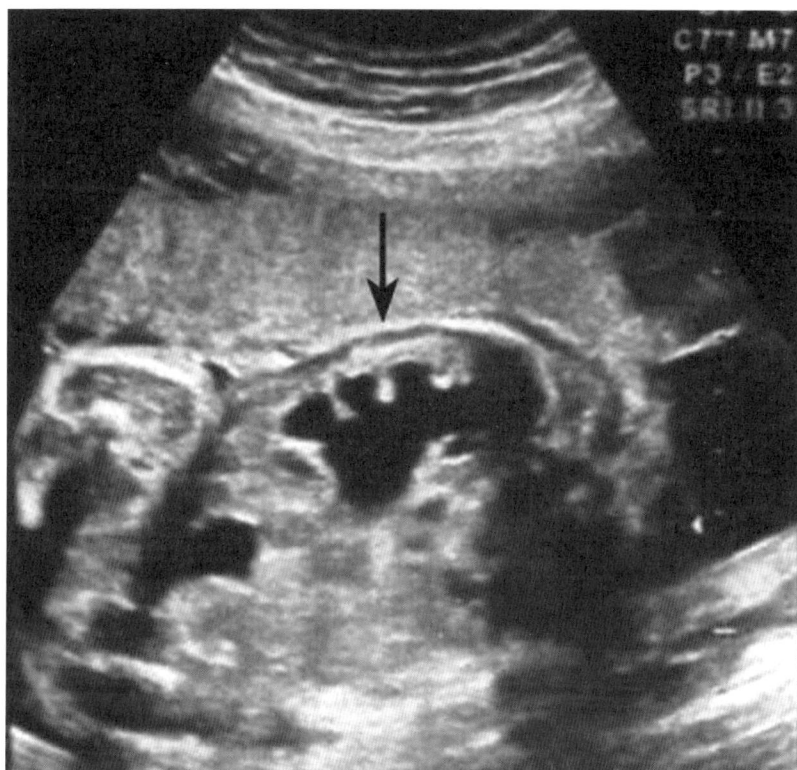

图 2 - 9　肾盂输尿管连接处梗阻超声影像

　　此外，在超声探查下通常还会发现肾实质回声增强的情况，前面也提到，肾实质回声增强可以是遗传性多囊肾的表现（图 2 - 10），所以需要特别提醒注意。除了遗传性多囊肾外，常见的肾实质回声增强还需要考虑肾的钙化灶，多为肾实质损伤后的结节灶或钙化或代谢异常导致的结石等，由于遗传性多囊肾的不良预后，所以需要特别小心。

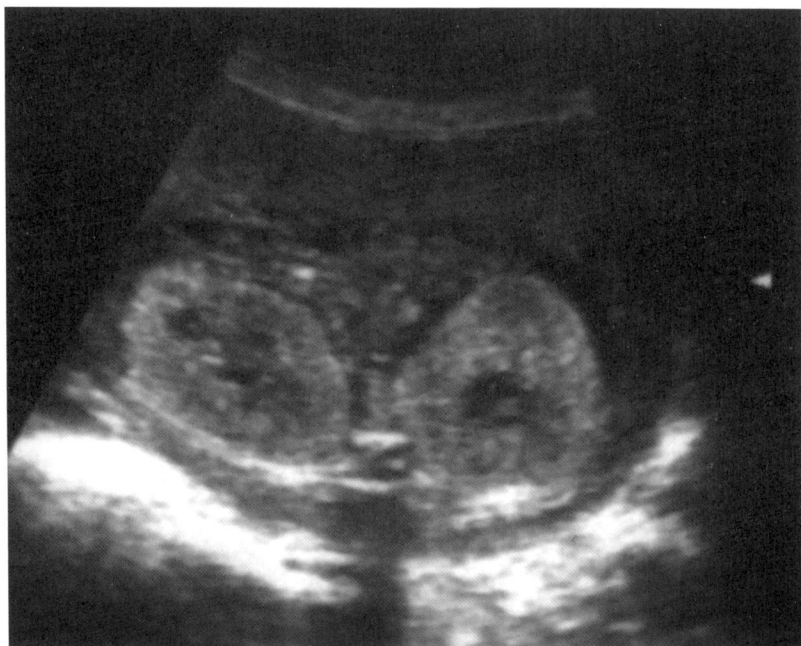

图 2 - 10　常染色体隐性遗传性多囊肾超声影像

四、胎儿泌尿系统疾病的风险评估

　　胎儿泌尿系统疾病的风险较其他系统疾病的风险小，主要是因为胎儿泌尿系统在胚胎时期还处在发育初期，系统功能并没有马上建立。随着胎儿发育的成熟，胎儿泌尿系统也逐渐成熟，所以胎儿泌尿系统疾病多表现在孕 24 周后。随着胎儿的发育成熟，症状表现也越来越明显。虽然胎儿泌尿系统疾病风险小，但严重时也可导致胎儿丢失。

　　胎肾的发育异常可导致羊水过少，并可继之导致肺发育不良，是临床中需要注意监测的。通常一侧肾积水不至于导致胎儿生命出现危险，但双肾积水往往是因为下尿路梗阻，严重者可导致胎儿肾功能不全，甚至出现梨状腹综合征（图 2 - 11），可最终导致胎儿或出生后的新生儿急性肾功能不全或衰竭。

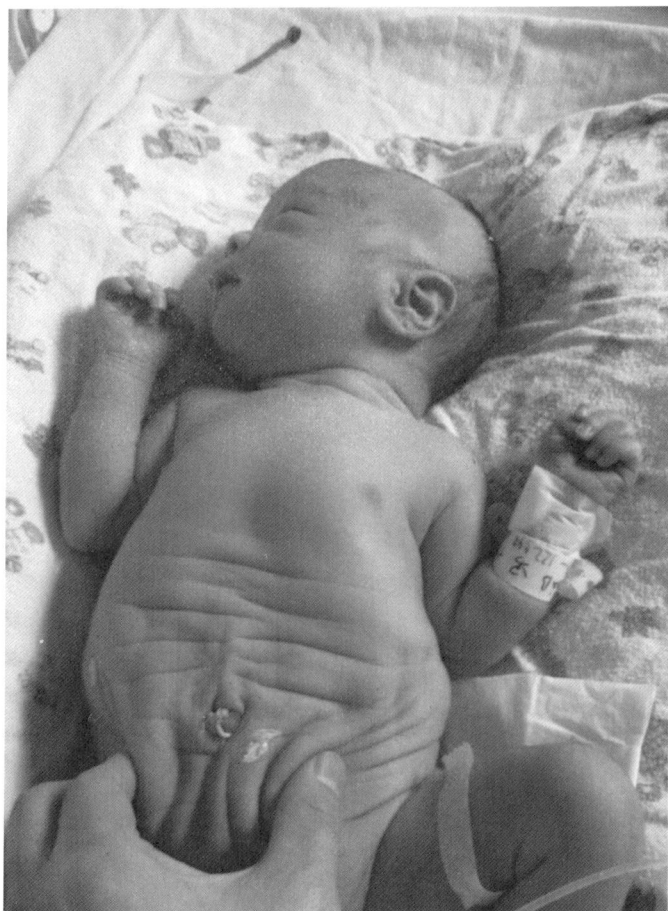

图 2 - 11　梨状腹综合征（见附图 1）

　　胎儿膀胱增大时要特别注意排除神经性膀胱，即膀胱的神经发育不良，导致膀胱无力收缩，使胎儿出生后终生残疾。但产前明确诊断往往有一定的难度，所以医生在产前咨询时应避免遗漏这方面的可能性。此外，若产前连续超声检查都没显示膀胱，要特别注意膀胱是否发育异常，常见的症状有膀胱外翻

60

或合并尿道上裂（图 2 - 12），此种疾病虽然不致命，但胎儿出生后将面临很低的生活质量，所以要尽量避免漏诊。

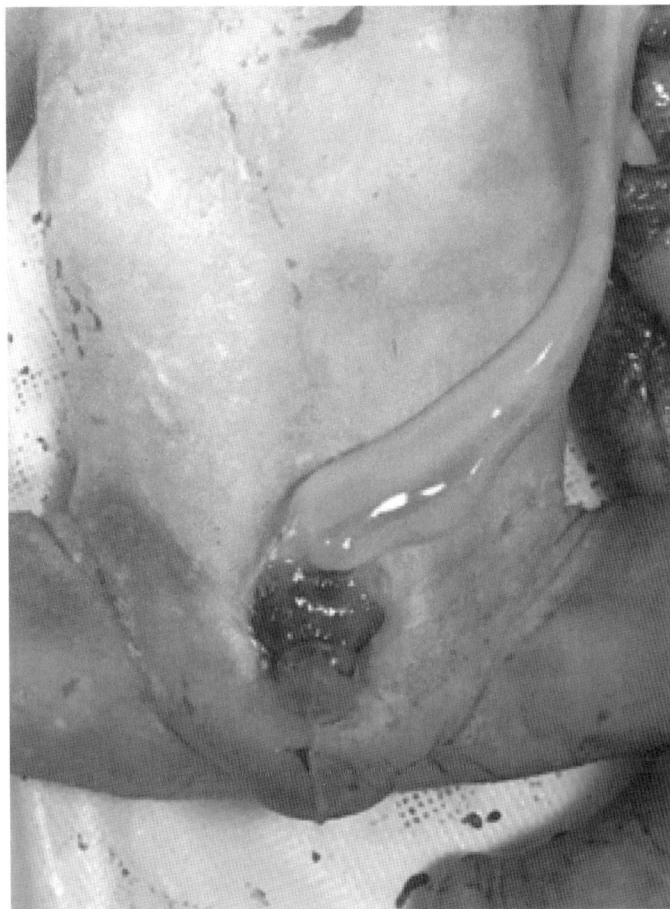

图 2 - 12　孕 29 周 + 1 天，膀胱外翻并尿道上裂（见附图 2）

五、关于胎儿泌尿系统疾病的宫内治疗方法介绍

胎儿泌尿系统疾病一般很少需要进行宫内治疗，只有当危及胎儿生命时或可能导致一侧肾功能完全丧失时才需要考虑实

61

施宫内治疗。目前主要的治疗方法有重度肾积水的宫内置管引流，即通过胎儿镜将小导管置于羊膜腔和扩大的肾盂之间，达到减轻肾盂内压力，挽救肾功能的效果。同理，当出现膀胱增大或后尿道瓣膜时，明确诊断后可考虑放置引流管以减轻压力，使胎儿有机会延长生命到足月。这一类技术目前已趋于成熟，可以对部分患者起到较好的治疗效果，但一定要掌握好置管的手术指征，肾积水的严重程度不到重度一般不需要置管，胎儿大于 32 周也不建议置管，因为在怀孕后期可以等待胎儿出生后再进行减压治疗。此外，对于诊断为后尿道瓣膜的胎儿可考虑进行宫内治疗，即在胎儿镜下选择性地进入胎儿膀胱经尿道进行瓣膜切除术，据报道有一定的疗效。但这种技术要求较高，需要专门的胎儿医学专业人员和能熟练使用胎儿镜的专业人员，对于适应证的掌握也是相当重要的。另外，手术会有胎儿丢失的风险，所以不到必要时刻，一般不会考虑此方法。

对于羊水过少的情况，可以考虑在孕中期进行羊水灌注，可促进胎儿在宫内的生长发育，若胎儿大于 32 周通常就不需要考虑进行宫内治疗，可待胎儿出生后或计划性早产后进行新生儿干预，并做好胎儿出生后的抢救处理。由于羊水过少会导致胎肺发育不良，所以有学者认为在产前需要用糖皮质激素即地塞米松进行治疗以促进胎肺发育，但没有大量的临床数据作为证据。因此，我们的建议是在有确定的胎肺发育不良证据的前提下，可考虑在孕 32 周使用激素治疗。在针对胎肺发育不良的治疗中，国外有报道在动物实验中，中药紫藤汤可对胎肺发育有促进作用，但在临床上尚未见孕妇使用。

六、胎儿泌尿系统疾病的一体化管理

孕妇确诊为胎儿泌尿系统疾病并选择继续妊娠后，就需要接受分娩前的一系列孕期管理（图2-13），为出生后的早期和后期治疗做准备，而这个管理过程就是一体化管理模式。首先进行规范的产前三级超声检查以及胎儿腹部核磁共振检查，再进一步到专业机构进行相关的咨询和筛查，孕妇进行相关知识的学习和做好心理准备，必要时在孕晚期实施促胎肺的治疗，做好孕期的监测，包括远程胎监管理、及时的宫内转运、产儿科医生的无缝对接、针对性的围产期治疗以及产后的手术治疗和康复管理等。由于我国医疗结构在胎儿出生到新生儿的过程中是依赖完全不同的专业和群体进行管理的，即管理是脱节的。而在一体化管理中，最重要的环节是胎儿到新生儿的对接及围产期管理。对于有先天性泌尿系统疾病的新生儿，出生后的呼吸道管理尤其重要，这需要管理团队有明确的目标和管理标准，更需要有一个强有力的核心指挥和配合默契的多学科队伍。临床实践中，由于没有一体化管理，没有宫内转运，导致胎儿出生后可能需要再转运到相关的三甲医院；由于没有良好的胎儿监测管理，胎儿分娩时找不到相关的专业人员进行治疗以至延误治疗时机等，都是因为没有整体的医疗管理而导致胎儿可能面临不确定的风险，所以一体化管理的意义重大。

```
                    ┌─────────────┐
                    │  超声检查   │
                    └──────┬──────┘
          ┌────────────────┴────────────────┐
   ┌─────────────┐                  ┌─────────────────┐
   │ 严重结构畸形 │                  │  单纯泌尿系统疾病 │
   └──────┬──────┘                  └────────┬────────┘
          │              ┌──────────────────┴──────────┐
          │      ┌─────────────┐              ┌─────────────┐
          ◄──────│  染色体异常  │              │  染色体正常  │
          │      └─────────────┘              └──────┬──────┘
          │                          ┌───────────────┴─────────┐
          │                   ┌─────────────┐          ┌─────────────┐
          │                   │   羊水量少   │          │  羊水量正常  │
          │                   └──────┬──────┘          └──────┬──────┘
          │                   ┌─────────────┐          ┌─────────────┐
          │                   │  肾功能评估  │          │  肾功能评估  │
          │                   └──────┬──────┘          └──────┬──────┘
          │              ┌───────────┴──────┐                 │
          │       ┌─────────────┐   ┌─────────────┐           │
          ◄───────│   预后差    │   │   预后好     │           │
          │       └─────────────┘   └──────┬──────┘           │
   ┌─────────────┐              ┌───────────┴─────┐    ┌─────────────┐
   │  终止妊娠   │       ┌─────────────┐ ┌─────────────┐ │  足月分娩   │
   └─────────────┘       │   宫内干预   │ │  计划性早产  │ └─────────────┘
                         └─────────────┘ └─────────────┘
```

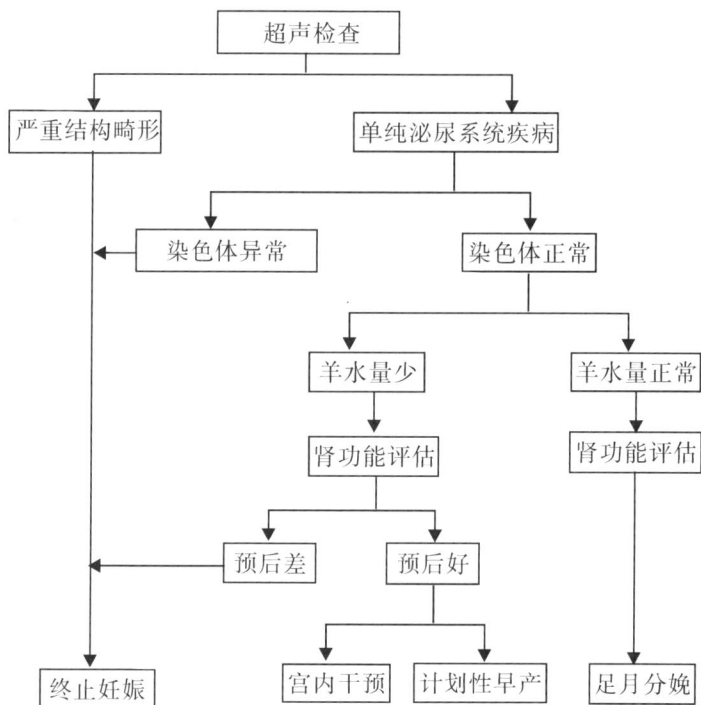

图 2-13　胎儿泌尿系统疾病的处理流程

七、胎儿泌尿系统疾病的遗传学检查要求

大多数妈妈在产前超声检查中一旦发现胎儿泌尿系统疾病，除了紧张、担心，首先想到的就是怎么办？为什么会得这个病？其实我在门诊咨询的时候，听到很多人说我们孕前都做了好多准备，居住环境不错，饮食也很注意，吃的用的都很环保了，而且我们家族中的人也没有遗传病，为什么宝宝会有这样的问题呢？

这个问题，似乎在未来很长的一段时间内都很难有一个非常明确、准确的答案。我作为一个临床医生，虽然主要工作是对发生问题的宝宝进行补救，但对于具体发病的原因，尚不清楚。而目前对胎儿泌尿系统疾病的病因及遗传学问题进行的研究，还达不到完全解释的层面，还需要从事科研工作的同仁的努力以及社会对这类问题的重视和投入。虽然在产前诊断中医生已经很自然地会想到需要排除遗传学的问题，但在实际工作中，仍然无法解释诸多的相关或非相关的基因重复或缺失的问题。

那么要不要做遗传学检查呢？由于胎儿泌尿系统疾病的病因还不清楚，所以产前的遗传学检查还是要做的，如唐氏筛查、基因检测等，但要注意不要放大疾病或畸形的遗传作用。临床上往往一发现胎儿泌尿系统疾病就要求父母做遗传学检查，事实上大部分的单纯胎儿泌尿系统疾病与遗传是无关的，而只有当严重的畸形或多发畸形出现时才需要考虑做遗传学检查，目的是排除可能的重大缺陷或基因的突变。

由于大多数胎儿泌尿系统疾病的病因并不清楚，而且该病都是散发的，用某单一理论很难解释不同的解剖类型的发生原因，因此，目前认为该病是多基因突变共同作用的结果。

这些病因学的研究和认识虽然较复杂，但是可以对当前的胎儿泌尿系统疾病有一个合理的解释。遗传学的研究得益于精准医学和分子生物学的突飞猛进，得益于现代医学芯片技术的普及和应用，为未来寻找胎儿泌尿系统疾病的发病原因奠定了基础。所以当发现胎儿泌尿系统疾病后，是否需要做遗传学检查，做哪一类检查等，当前并没有定论。若为单因素的胎儿泌尿系统疾病，并不会有遗传的相关表型特征，所以不强调做更多的检查。但若为多发畸形或考虑为多因素的胎儿泌尿系统疾病，则需要做基因或芯片检查，以获得更多的相关遗传或基因的信息，对进一步的认识和研究胎儿泌尿系统疾病有较大益处。

八、胎儿泌尿系统疾病围产期处理的基本要求

在一体化管理中，产后的围产期处理是一个重要环节。但在胎儿泌尿系统疾病的围产期处理中，涉及的急重症情况并不多，主要是重度肾积水、膀胱外翻等。

首先强调了胎儿出生后保持呼吸道通畅、维持血氧饱和度的重要性，除了这一点外还需要做好相应的诸多工作。包括监测生命征、吸痰、体位、保温、保湿等，重点要注意尿的排泄，必要时拍片、造影、建立静脉通道、脐动静脉置管、抗感染等。

很多时候，通过规范、专业的产前评估，使得我们在孕妇产时做好了尿管插管、生命监测的准备，胎儿出生后及时根据产前评估以及出生后实际的生命体征情况，给予对应的处理。部分重症胎儿泌尿系统疾病，由于存在着出生后的尿液排放等问题，需要在出生后尽快做肾功能检查、心脏超声检查、CT检查，以进一步对症治疗。

一般根据胎儿出生后尿液排泄的情况，可确定其基本的肾功能，大部分患泌尿系统疾病的胎儿在出生后都不需要处理。对于产前诊断有重大畸形的胎儿，如患后尿道瓣膜的胎儿，可出现急性尿潴留、膀胱胀大等情况，要积极采取措施导尿或进行手术治疗。根据诊断的不同或疾病类型的不同，接下来的后续处理则需要采取不同的原则，需要进行综合的治疗方案的评估和筛选。比如轻、中度的肾积水，胎儿出生后三天需要进行超声复查，并进行系列随访；而对严重的泌尿系统疾病，需要

采取积极的治疗对策，如重度肾积水可采用传统的经腹或者腹膜外手术。

九、新生儿泌尿系统疾病手术治疗时机选择

绝大多数患泌尿系统疾病的胎儿无须出生后进行治疗，部分可选择在生后的一段时间根据病情变化再考虑治疗，但有一些疾病如重度肾积水、膀胱外翻、后尿道瓣膜等需要在胎儿出生后尽快治疗，且越早效果越好。目前临床上将手术时机分为三类：

（1）急诊手术：如前面提到的重度肾积水、膀胱外翻、后尿道瓣膜以及泄殖腔畸形、尿道闭锁、神经性膀胱等，胎儿都将面临出生后的早期手术，以尽可能地保证新生儿生命的安全或某一器官的最大功能。

（2）延期手术：患肾积水的胎儿在出生后，症状可能继续加重，在观察一段时间后，如果症状加重，则需要通过手术解决；或者为保证肾功能的恢复可先做引流，三到四周后再做根治手术；对于重复肾并伴有肾积水的情况，也可以根据其影响程度决定手术是否延期；患肾囊性发育不良、尿道下裂等的胎儿出生后常无症状，也可延期到半岁或在 3 岁以内实施手术。

（3）非手术治疗：大多数的肾积水、单纯肾畸形无肾功能障碍者都可以考虑非手术治疗。

这三类手术时机可以相互转化，都需要通过临床动态监测做决定。新生儿手术主要取决于产前诊断对胎儿泌尿系统疾病的风险评估，对于出现严重畸形的胎儿或评估判断病情对各泌

尿器官的功能有损害的则需要在手术时机上选择急诊手术。相较其他系统疾病，泌尿系统疾病的处理较平缓，但因新生儿小，许多治疗受各种因素的影响（如手术器械较大），所以常将手术分解成几个步骤，在胎儿出生后只需要进行简单的处理，待新生儿病情稳定后，再在婴儿期进行根治手术。

十、传统开放手术和微创手术

新生儿泌尿系统疾病，就手术方式来说，有传统开放手术和微创手术之分。目前大多数的泌尿系统疾病均可依赖手术治疗获得良好的预后和生活质量，手术选择传统开放手术还是微创手术取决于术者和疾病的性质。大多数的医生还是习惯于选择传统开放手术，而对于能够熟练掌握微创手术的医生来说会更倾向于用微创手术解决问题。随着微创手术的普及和微创手术器械的不断改进和更新，微创手术治疗小儿泌尿系统疾病的

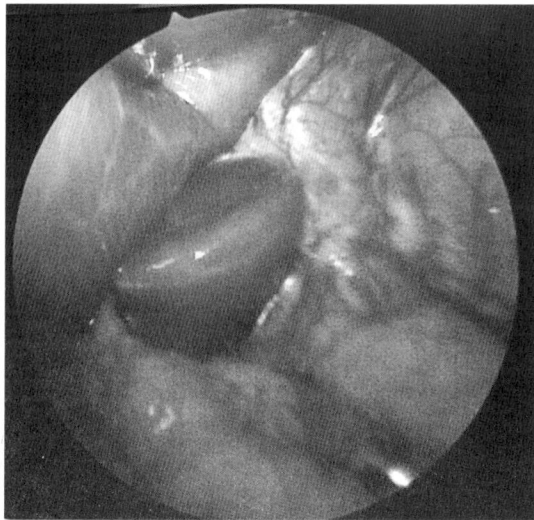

图 2-14　腹腔微创术（见附图 3）

比例逐渐增大，并有替代传统开放手术的趋势（图2－14）。微创手术之所以能替代传统开放手术，主要是因为微创手术创口小，手术伤口美观，术后恢复快，满足了大众的普遍要求。

但并不是所有的胎儿泌尿系统疾病都可依赖微创手术解决，如尿道下裂等（图2－15），因为其本身病变就在体表，无须进行微创手术，但需要微整形技术，这同样要依赖现代的手术器械进行伤口的微处理，对手术的精细要求并不亚于微创手术，所以传统开放手术也有它存在的必要性。

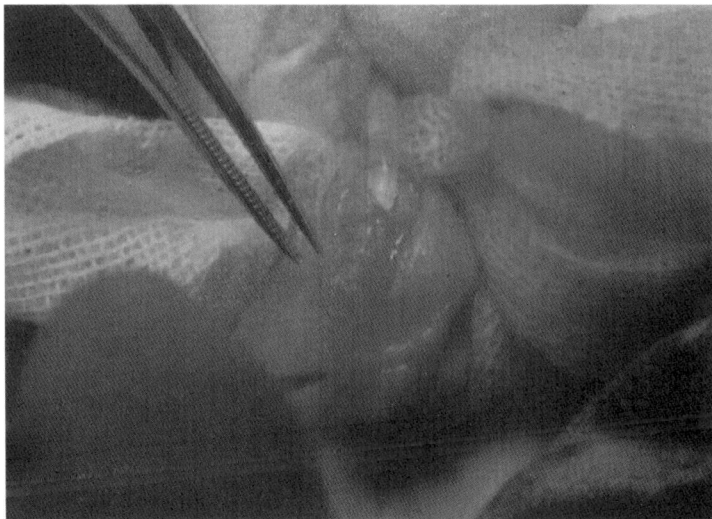

图2－15　尿道下裂术中（见附图4）

虽然微创手术和传统开放手术各有优点，但也各有弊端。微创手术强调术者需要有一定的成长曲线，也就是说术者需要经过一段系统的微创手术学习和操作后方能胜任。新生儿微创手术需要有专门的微创器械，但当前市场上的大多数器械都是为成人设计的，这导致新生儿微创手术中可用的器械很少。此外，微创手术时间相对较长。而传统开放手术的缺点也就是微创手术的优点，二者之间可相互补充并逐渐完善。

十一、胎儿泌尿系统疾病的主要并发症、后遗症及预后

胎儿泌尿系统疾病的并发症范围较广，最严重的并发症是因羊水过少导致的肾功能异常，如双肾发育不良、并腿畸形等，也可因羊水少而导致胎肺发育不良，胎儿出生后出现呼吸窘迫。因此孕妇可以在产前进行专业的分析和判断，尽量避免这一类可能出现严重并发症的胎儿的出生。

有些肾发育性疾病可以呈慢性非致命性肾病，如梨状腹综合征等，部分胎儿出生后可出现肾病相关性的肾功能不全、高血压等症状。还有如膀胱外翻并尿道上裂，这一类疾病同样会影响胎儿出生后的生活质量，增加医疗的成本和救治的风险，所以也要尽量避免有类似疾病的胎儿的出生。但具体到胎儿各种泌尿系统疾病的时候，还要根据具体情况分别对待。如一侧重度肾积水可以导致健侧肾集合系统反应性的扩张或轻度肾积水，而一旦处理好一侧的肾积水，健侧肾集合系统扩张或轻度肾积水也就自然缓解了；如重复肾，胎儿出生后可以终生无任何异常，生活质量与正常人接近，但会有部分胎儿在妊娠期或出生后出现肾积水，且多在重复的上端肾内出现积水，这是因为在胚胎发育过程中，重复肾的上端肾由于解剖原因，重复的输尿管在向下走行时多为成角改变，导致输尿管的扭曲梗阻。这一类疾病均可以在胎儿出生后通过早期干预得到满意的治疗效果，但要得到及时治疗，所以特别需要孕妇在产前就能得到

专家的指导，给予孕妇正确的方向，避免延误诊断和治疗。

还有一类疾病，虽然在产前可以得到诊断，但通常不需要对其进行医疗干预，只需要定期随访和复诊，如轻中度肾积水、输尿管小囊肿、尿道下裂等。这类疾病通常在儿童期进行医疗干预、手术解决或可进行长期的监测等。

十二、遗传及再次复发风险

前面已经提到遗传的相关性，这里强调胎儿泌尿系统疾病与再次复发风险的相关性。对于肾脏回声增强的实质性病变的遗传风险与导致其发生的病因相关，如遗传性多囊肾、常染色体显性遗传性多囊肾，其再次复发风险为 50%，而常染色体隐性遗传性多囊肾的再次复发风险为 25%。对于合并多种畸形或各种综合征的肾脏疾病的再次复发风险并不高，如肾积水、膀胱外翻等均为散发，再次妊娠不增加其复发风险。

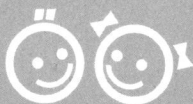

第三篇　胎儿泌尿系统常见疾病

- 常见的胎儿泌尿系统疾病专业解释。
- 现阶段胎儿泌尿系统疾病的诊断和处理意见。
- 当前对于胎儿、新生儿及婴儿疾病的治疗，特别是关于微创手术的观点。
- 了解胎儿泌尿系统疾病的远期判断和预后。

一、胎儿肾积水

胎儿肾积水所涉及的范围很大，包括所有由泌尿系统梗阻导致的超声下肾集合系统扩张和继发的一系列改变。

1. 现阶段胎儿肾积水诊断与治疗存在的问题

胎儿肾积水是由一系列病因导致的以胎儿肾集合系统不同程度扩张为表现的临床综合征，发生率约 1.4%。产科、小儿泌尿外科、超声科医生常常需要面对胎儿肾积水的诊断、评估和治疗，然而目前国际上对胎儿肾积水的诊断与治疗仍有较多争议，争议内容主要存在于四个方面，即诊断标准、梗阻部位、治疗时机、患肾的取舍。胎儿肾积水的 B 超检查目前尚无统一操作规范，严重影响检查结果对诊断的参考价值；检查结果在不同操作者之间缺乏可比性，影响患者病情的追踪观察与评估。许多医务人员在临床工作中仍有较多困惑，不能够对胎儿肾积水进行科学的产前诊断、评估及指导治疗。

2. 胎儿肾积水的检查方法

胎儿肾积水 B 超检查的方法和测量标准尚无统一规范，胎儿超声检查中测量肾集合系统前后径是最常用的评价肾积水严重程度的指标。从孕 20 周开始，每 4 周 B 超查一次，注意观察除肾积水以外的其他 B 超阳性指征，如肾盏扩张、肾皮质变薄、输尿管扩张或膀胱发育异常等。B 超对胎儿肾积水的检查应包括六个部分：保证测量时患者基础条件的一致性；记录清楚检查是在排尿前还是在排尿后；检查肾脏时应包括矢状位与冠状位的检查；注明肾积水为肾内型还是肾外型；测量肾实质的厚度并分清皮髓质的分界，患肾与健侧肾的实质厚度对比；

做排尿前后膀胱容量的测定，对比排尿前后肾集合系统分离的情况。以上对指导评估胎肾的发育、出生后患肾感染的可能性、是否需要预防性使用抗生素等有参考价值。

部分胎儿合并存在多系统畸形，建议进行染色体核型分析及多系统畸形检查。对疑诊为肾囊性变、巨输尿管症、后尿道瓣膜、梨状腹综合征、重复畸形、异位输尿管、输尿管囊肿等病例，进一步行 MRI 检查。临床诊断为胎儿肾积水的孕妇每 4 周 B 超复查一次直至胎儿出生。

3. 胎儿肾积水的诊断与分级

目前对胎儿肾积水的诊断暂无统一标准，国内外大多数学者根据肾集合系统前后径（APD）来定义胎儿肾积水的程度，当分离大于 10mm 时，临床即诊断为胎儿肾积水。在诊断为胎儿肾积水后，其分级对治疗有指导性意义。目前常用的胎儿肾积水诊断及分级标准有三种：

（1）Grignon 分级：Ⅰ级为肾集合系统扩张小于 10mm；Ⅱ级为肾集合系统扩张 10mm～15mm；Ⅲ级为肾集合系统扩张程度同Ⅱ级伴肾盏轻度扩张；Ⅳ级为肾集合系统扩张大于 15mm 伴肾盏中度扩张；Ⅴ级为肾盏中度扩张，肾实质变薄。

（2）Arger 分级：Ⅰ级为肾集合系统扩张小于 10mm；Ⅱ级为肾集合系统扩张 10mm～15mm；Ⅲ级为除肾集合系统、肾盏扩张，肾实质变薄外，尚包括多囊肾和肾发育不良。

（3）1988 年美国胎儿泌尿学会标准：排除膀胱输尿管反流后，肾积水分为 5 个级别：0 级为无肾积水；Ⅰ级为肾集合系统轻度分离；Ⅱ级为除肾集合系统扩张外，一个或几个肾盏扩张；Ⅲ级为所有肾盏均扩张；Ⅳ级为肾盏扩张伴有肾实质变薄。

2010 年美国胎儿泌尿外科学会在共识中提出孕 16 ~ 27 周，肾集合系统扩张大于 10mm；28 ~ 40 周，肾集合系统扩张大于 15mm 为重度肾积水。2014 年美国胎儿泌尿外科协会联合儿科肾脏、儿科放射及超声协会达成共识，形成新的泌尿系统扩张分级系统（UTD），除有 APD 指标外，还包括：①肾盏扩张程度；②肾皮质厚度；③肾皮质回声是否异常；④输尿管是否扩张；⑤膀胱是否异常；⑥羊水是否减少。通过 UTD 可将胎儿肾积水分为低风险组和高风险组。低风险组：孕 28 周前，APD 小于 10mm；高风险组：孕 28 周后，APD 大于 10mm。

我们在临床实践中，总结既往经验，以简便、实用为原则，建议胎儿肾积水诊断及分级方法为：APD 为 5mm ~ 10mm 时诊断为肾集合系统轻度扩张，同时需测量肾实质厚度，如患肾实质厚度小于对侧的 1/2，应诊断为肾积水；APD 为 10mm ~ 15mm 为轻度肾积水；APD 为 15mm ~ 20mm 为中度肾积水；APD 大于 20mm 为重度肾积水。

4. 胎儿肾积水的治疗

（1）胎儿期及产时的治疗。胎儿期的治疗包括终止妊娠、计划性早产、孕期管理和胎儿外科手术。原则上绝大多数的胎儿肾积水不需要引产，只有出现合并多发畸形或严重的肾功能不全时才需要医学上的主动终止妊娠。而对于大于 32 周的胎儿，产前评估胎儿肾功能有可能损害时，需要评估计划性早产和足月分娩二者的利和弊。当在孕晚期持续肾功能损害明显时，需要通过计划性早产让胎儿出生后接受积极治疗，以挽救部分肾功能。而由于需要对胎儿的肾功能进行监测，则同时提出了孕期管理的需求，特别是分娩前后的管理。

胎儿外科手术强调当胎儿期疾病影响胎儿正常发育或损害重要脏器功能前适时地进行外科干预，这对于在胎儿期即会威胁胎儿生命的疾病的治疗会有积极的意义。目前胎儿外科手术尚处于起步阶段，存在大量严重的手术并发症及伦理学问题。目前在我国已经开展了肾盂—羊膜腔内引流术或膀胱—羊膜腔内引流术，但临床疗效尚需要数据支撑。胎儿产前诊断和 EX-IT、新生儿外科早期干预模式是目前在临床上应用得较好的模式，为未来胎儿外科手术的发展打下了基础。

（2）出生时的处理。由于羊水过少、生殖器畸形、其他器官畸形对新生儿的影响，所以需要在孕妇分娩后及时对新生儿进行处理。对于患肾体积过大、影响自然分娩的胎儿，分娩方式首选剖腹产，一般情况下以自然分娩为主。出生后的泌尿系统超声检查也是十分重要的，由于胎儿出生后出现生理性脱水，超声检查需在胎儿出生后 3 天进行，否则会影响超声检查对肾积水的判断。目前广泛应用的还是美国胎儿泌尿外科协会提出的 SFU 分级系统：

0 级：肾集合系统无扩张；

Ⅰ级：肾集合系统未扩张到肾外；

Ⅱ级：肾集合系统扩张到肾外且主要肾盏有明显的扩张；

Ⅲ级：在前两级基础上，次要的肾盏也扩张；

Ⅳ级：在Ⅲ级的基础上，出现肾皮质变薄。

（3）完善检查。大多数产前诊断为肾积水的胎儿出生后可以立即进行一系列检查以排除相关疾病。新生儿是否做放射性检查目前尚有争议，我们的观点倾向于产前诊断为肾积水的胎儿在出生后需进行排泄性肾盂造影检查，即胎儿肾集合系统扩张大于 10mm，或存在输尿管扩张，则有必要进行排泄性肾盂造影检查。即使超声检查提示胎儿出生后肾积水已经消失，仍有必要进行排泄性肾盂造影检查。有问题的胎儿出生后需定期复查 B 超，超声复查常选择在胎儿出生后 2 ~ 3 周进行。当胎儿出生后复查 B 超，提示严重的肾集合系统扩张（肾集合系统分离大于 15mm）或有输尿管扩张时，排泄性尿路造影是评估泌尿系统梗阻程度肾功能的必要检查，也可选择 99 锝核素扫描。

肾动态显像技术能够评估分肾功能和肾积水的严重程度，是肾积水术前和术后的重要影像学检查。诊断为 SFU Ⅲ级和Ⅳ级的胎儿需要在出生后进行肾动态显像技术检查，尽管这在新生儿期有诸多限制。分肾功能小于 40% 或分肾功能持续性下降可作为手术的指征。

磁共振泌尿系统显像（MRU）能清楚显示泌尿系统的解剖结构和肾脏功能，较超声检查能更好地评估输尿管肾盂连接处梗阻程度。MRU 下肾盂指数（下极肾盏到肾盂输尿管交界处距离与整个肾盏长度的比值）大于 0.3 为手术指征，小于 0.1 为保守治疗指征。MRU 能很好地显示异位血管压迫引起的肾积水。

（4）出生后的处理。单纯的胎儿肾积水（SFU Ⅰ ~ Ⅱ级）一般无须处理，都是一个良性过程，但在报道中仍有约 30% 会出现病理改变，所以建议胎儿在出生后半年复查。莫家聪等学者的研究认为，胎儿出生后的重度肾积水，通过减压，肾皮质的恢复在 4 周后最明显。所以建议出生后需要手术治疗的患

79

儿可以在新生儿期先置管引流 4 周后再手术，疗效更显著。

膀胱输尿管反流、巨输尿管症、后尿道瓣膜、梨状腹综合征、异位输尿管、输尿管囊肿等导致的肾积水应及早手术治疗。

对于肾盂输尿管连接处梗阻伴有轻度肾积水（APD < 15mm）是否需预防性使用抗生素这个问题，我们建议有反流的病例需预防性使用抗生素。肾积水需行尿常规检查，B 超下观察肾皮髓质分界是否清晰，以判断是否有合并炎症，对有合并炎症的病例需预防性使用抗生素。轻度肾积水的患儿每 2 ~ 3 个月需到门诊复查一次 B 超，追踪随访至 2 岁。对中度肾积水（APD 为 15mm ~ 20mm）的患儿则建议做一系列相关检查，如静脉肾盂造影检查、排泄性肾盂造影检查、超声检查、CT 平扫增强检查、99 锝核素扫描等，充分评估患肾功能，根据评估结果确定是否需要外科治疗。存在 ADP 大于 15mm 或有输尿管扩张、肾盏扩张、肾皮质变薄等症状的患儿，应纳入外科治疗范围。对重度肾积水（APD > 20mm）或有肾盏扩张、肾皮质变薄、输尿管扩张等症状的患儿，则需手术治疗。所有非手术治疗的患儿在保守观察过程中，如 99 锝核素扫描提示存在肾排空障碍时，则均需手术治疗解除梗阻。99 锝核素扫描提示分肾功能小于 10% 的肾脏，可先行肾盂造瘘，观察 4 ~ 6 周，最长可观察 12 周，观察肾皮质有无增厚，皮髓质分界是否清晰，患肾引流尿量是否增加，患肾引流尿的比重及 pH 值、电解质等，以辅助评估患肾功能，确定是否能够保留患肾。

5. 小结

胎儿肾积水的结局多为良性过程，主要依赖产前超声检查和 SFU、UTD 分级系统建立统一的标准。胎儿出生后以随访和系统管理为主，终止妊娠、计划性早产和胎儿外科手术不作为主要的诊疗手段。胎儿出生后的外科治疗主要针对重度肾积水。预防性抗生素的应用主要针对有严重泌尿系统疾病的、在等待手术治疗的过程中有感染风险的患儿。

二、胎儿肾脏发育不全

胎儿肾脏发育不全主要指先天性的肾发育异常，胚胎在形成过程中单侧或双侧肾脏不发育或缺如，包括肾脏形态的改变等。如肾的外形很小，但结构尚存；肾的融合，两个肾长在一起；肾的位置不在正常肾窝里等都属于肾脏发育不全。

胎儿肾脏发育不全发病率较低，双侧肾脏发育不全，胎儿多在宫内夭折；单侧肾脏发育不全，可以没有任何症状。单侧肾脏发育不全在超声检查中可以查见，发育不全的肾脏会变小或缺失，对侧肾脏可以代偿性的稍增大，肾功能多不受影响，可合并有其他畸形；双侧肾脏发育不全在超声检查中见不到正常的泌尿系统结构，可伴羊水过少或全无，由于超声检查需要羊水的衬托才能发现异常，所以见到无羊水的胎儿要高度怀疑双侧肾脏发育不全。若未见到正常的泌尿系统结构，可以检查比较双侧肾上腺位置，通常可见肾上腺因无正常肾结构后，导致肾上腺组织平卧，也可合并其他畸形。还可通过多普勒超声检查找到双侧肾动脉，判断是否有双侧肾脏发育不全。单侧肾脏发育不全在孕期无须特别处理，也不需要在产前进行早期干预，但胎儿出生后的肾功能评估和检查十分重要，要了解肾的功能、膀胱残余尿及外阴的形态和排尿等。双侧肾脏发育不全的胎儿或死于宫内或出生后早期夭折或在生存边缘徘徊，这类胎儿出生后多无治疗价值，生活质量极差。由于产前的羊水少导致双肺的发育不良，胎儿出生后多出现呼吸窘迫综合征。单侧肾脏发育不全的胎儿出生后因为肾功能已经代偿，所以可以没有任何症状，但也要注意有潜在的蛋白尿、高血压等风险，需要尽早预防。

其他如融合肾、马蹄肾、异位肾等因肾功能多不受影响，所以均可在胎儿出生后动态监测和预防，而无须太多干预。

三、胎儿肾囊性发育不良

胎儿肾囊性发育不良也属于肾脏发育不良。因为产前超声检查的普及，其特征性的多个囊样结构在产前特别容易识别，也就使得产前诊断和再认识有了较全面的判断和分析。胎儿肾囊性发育不良可发生在单侧或双侧肾，一般认为是由于输尿管芽发育时末端封闭，导致肾胚发育受阻，形成多个囊样结构的发育畸形。

胎儿肾囊性发育不良在孕 20 周后进行超声检查常常可见到胎儿的单侧或双侧肾呈多个囊样结构增大，形态较正常肾增大，肾结构完全破坏，囊肿大小不等，壁薄且互不相通，囊肿实质回声增强。若为单侧多囊肾，另一侧肾多发育良好，部分多囊肾随着孕周增大可以渐进性地变小或萎缩，甚至可以完全消失，提示部分胎儿肾脏发育不全可以是由肾囊性发育不良逐渐衍变而来。胎儿肾囊性发育不良在多普勒超声检查下可以见到肾脏血流变细，收缩期峰值降低，舒张期血流变小或消失。

胎儿肾囊性发育不良需要与遗传性多囊肾做鉴别，后者主要是染色体异常，可以是常染色体显性或隐性遗传，且两者超声形态差距较大，鉴别不应该太困难。单侧肾囊性发育不良可以导致健侧肾的增大代偿，孕期无须特殊处理，也不存在分娩的特殊要求，但对于特别大的囊性结构选择分娩方式时需要有所考虑。产前的干预没有必要，新生儿的处理主要还是围绕出生后的呼吸问题。出生后的外科治疗多是考虑切除患肾，现在常规微创手术可以较好地达到美观效果。

大多数的胎儿单侧肾囊性发育不良预后良好，胎儿出生后的远期生活如常人一样，若为双侧则需要专业评估利弊和生活质量以及对家庭和社会的影响，此外遗传性的相关因素也是必要考虑的检查指标。

四、胎儿重复肾畸形

胎儿重复肾畸形是在一个肾包膜内有两个肾脏结构，它可以是一个肾里的两个结构，也可以是两套肾输尿管系统，以女性常见。单纯的重复肾畸形没有出现合并症时，临床上视为正常，不需要处理，而只有出现肾积水或输尿管梗阻时才需要处埋。

胎儿重复肾畸形通过产前超声检查可以见到肾的结构出现两个集合系统，位于上极的肾结构常常出现积水，严重时可导致下极的正常肾结构出现变形，重复输尿管可以在进入膀胱时出现梗阻，并在膀胱内形成囊肿，形成特有的输尿管远端梗阻。偶有重复输尿管不开口到膀胱，而是直接在膀胱外进入尿道，导致输尿管异位开口，但在产前超声检查中不容易发现。

胎儿重复肾畸形需要与肾盂输尿管连接处梗阻做鉴别。胎儿重复肾畸形一般在孕期无须特别注意，对分娩方式没有特殊要求，不需要进行宫内干预，新生儿期也无特别处理要求。胎儿出生后根据产前检查结果进行针对性的检查，明确重复肾畸形，明确是否积水以及严重程度等，择期行手术切除积水的重复肾，切除输尿管囊肿或异位开口的输尿管。该病远期的效果大多良好，部分有症状的取决于对肾功能的影响和处理过程是否及时，是否产生并发症等。

五、胎儿输尿管下端梗阻

胎儿输尿管下端梗阻是一组临床表现，它包括输尿管远端的闭锁、狭窄和反流，由于产前超声检查是通过间接地见到输尿管呈扩张、扭曲等形态方可确定诊断，因此，在确定胎儿输尿管下端梗阻时，后续的鉴别诊断和分析就显得十分重要了。

胎儿输尿管下端梗阻通过超声检查，在孕 24 周后可以见到胎儿的一侧输尿管呈扩张表现。由于正常情况下超声检查是看不到输尿管的，所以在诊断上与其他泌尿系统梗阻相比，反映的问题更多。当出现远端输尿管闭锁或狭窄时，输尿管全程扩张，可以表现为粗大、扭曲的管道，也可以是因为重复输尿管导致的膀胱内的输尿管囊肿，还可以表现为时轻时重的输尿管扩张，并可见到膀胱尿液的反流。

尽管胎儿输尿管下端梗阻的表现各一，但主要的病理特征就是输尿管末端进入膀胱处的梗阻。该病除了导致输尿管扩张，也会引起患肾的尿动力的改变，导致尿动力不足，尿流压力下降，对今后的尿动力改变产生影响。胎儿出生后基本生活不受影响，短期内排尿和控尿能力不会有明显变化。所以在孕期无须干预，无须特殊管理和护理，分娩选择正常方式。新生儿期也不需要太多的主动处理，但胎儿出生后应该积极评价患肾功能，常规进行超声检查、影像学检查以及肾脏核素检查，根据评价结果尽早安排合理的手术治疗。解除梗阻是外科手术的主要目的，手术治疗的时机一般在新生儿半岁左右，但若有较严重的肾功能影响则可考虑进行新生儿期治疗。该病整体预后良好，少有并发症和后遗症。

六、胎儿巨膀胱

胎儿巨膀胱在很多学科书中都没有专门列出，因为巨膀胱是一个临床表现。在产前超声检查中可以看到胎儿腹部有两个主要的标志：一个是胃，另一个就是膀胱。所以当膀胱出现胀大时，超声检查是很容易发现的。而一旦发现膀胱较大，甚至巨大时就需要特别注意和小心，这也是本人在胎儿膀胱问题上的一个重要提醒。

出现巨膀胱无非两种情况：一种就是膀胱出口梗阻，导致膀胱容量增加，同时也会将压力传导至双侧输尿管和肾脏，所以若是出口梗阻，最常见的就是后尿道瓣膜，导致膀胱容量增加，超声检查下可以见到典型的后尿道瓣膜的"钥匙孔征"，此外还可见到膀胱壁有明确的收缩或蠕动，这是与神经性膀胱进行鉴别时的要点；另一种少见情况就是神经性膀胱，顾名思义就是由于膀胱先天性的神经发育不良，导致膀胱功能很弱或没有收缩功能。由于是神经的发育不良，所以治疗难度是相当大的，若胎儿将来出生，则必须面临尿流终生改道的选择，临床上若能产前确诊，则原则上尽量避免胎儿出生。神经性膀胱也可以有后尿道瓣膜的超声表现，但膀胱更显巨大，膀胱壁僵硬、缺乏蠕动，动态观察下的表现也是相当明显的。

在持续的膀胱压力下，后尿道瓣膜与神经性膀胱有时会较难鉴别，所以医生在产前咨询时要反复与妈妈们沟通，强调医学的特殊性和它的局限性，必要时可以选择产前先行膀胱—羊膜腔内引流术，使膀胱压力得到缓解，并再检查确诊，引流术也能起到保护肾功能的作用。除了部分后尿道瓣膜胎儿的预后尚可外，大多数巨膀胱胎儿预后都不良。所以在产前咨询时医生需要尽可能地说明该病的结局，怀有巨膀胱胎儿的妈妈们也需要保持清醒和冷静，根据实际情况做出准确的判断。

七、膀胱外翻和尿道上裂

膀胱外翻和尿道上裂虽然是两种病，但往往发生的时候是一个原因下的两种病理表现。膀胱外翻和尿道上裂多在胚胎早期发育就出现异常，尿生殖窦发育受到干扰，导致膀胱发育时闭合受阻，膀胱外翻，同时尿道前侧的闭合也受到阻挠，尿液在膀胱直接开口进入羊膜腔。由于膀胱发育不良导致胎儿盆腔的发育也不良，骨盆的结构也可能出现变形。这是一种严重的泌尿系统疾病，应尽可能在产前筛查中发现并及时控制分娩。

该病在孕早期通过超声检查就可发现胎儿的膀胱不显影或膀胱很小，由于早期胎儿膀胱的形成较缓慢，所以确诊尚有一定的难度。在孕 20 周后，就需要注意，若膀胱仍然未见或很小，就需要密切观察其变化。因该病发病率低，过去对其关注不够，而且不是国家重大出生缺陷中必须检查的内容，所以导致大众对该病的认识尚显不足。再次强调，若医生在超声检查中发现胎儿的膀胱消失或很小时要注意膀胱外翻。

该病的自然病史过程通常会出现羊水过多或过少，也会因为羊水的改变导致早产，但少有导致胎肺发育不良的，目前无宫内干预措施，分娩无特殊要求。胎儿出生后即可诊断，新生儿多因严重畸形而无法治疗。外科手术治疗可以矫治修复膀胱外翻和尿道上裂，但因骨盆的发育太差及尿道的括约功能不良而疗效极差。就现有的医疗条件和水平，尚无较好的生后治疗手段。预防的最有效手段就是通过产前超声检查及早发现异常，及早终止妊娠。

八、胎儿后尿道瓣膜

由于通过产前超声检查可以见到典型的"钥匙孔征"而使得胎儿后尿道瓣膜在孕早期可以得到诊断，并可根据巨膀胱的情况进行产前的鉴别诊断。近年来研究认为，尽管该病能早期发现和治疗，但由于尿道梗阻导致的尿动力改变，尿流压力下降，即使解除梗阻，对胎儿出生后的生存质量仍有影响，所以有人提出了要在更早期对该病进行干预，即在宫内行内引流术来减压。

该病在孕 20 周后通过超声检查即可见到胎儿膀胱增大，膀胱出口即尿道近端也呈扩张，表现为"钥匙孔征"。超声检查显示在尿道有一个梗阻，同时膀胱增大，双侧输尿管扩张，肾集合系统扩张，但在不同的孕周的表现不一定显著。通常在孕 20 周后可见到特征性表现，但双肾积水的表现可以不显著。随着孕周的增加，肾积水程度也越来越明显，仔细检查可见到膀胱壁的蠕动。有人提出早期在宫内置管引流，但适应征的范围却不明确，国内外尚未有统一认识，虽然宫内置管引流的风险较小，但于何时置管仍然无定论。

该病在孕期需要密切监测肾积水的变化，新生儿可以采取留置导尿管的方法缓解尿道梗阻。胎儿出生后的外科手术治疗主要是应用膀胱镜电切后尿道瓣膜，但因新生儿的尿道狭小，可以在导尿管的支持下，待三个月后再行电切术，这种治疗方法能够在短期内达到较明确的治疗效果。

九、胎儿肾母细胞瘤

胎儿肾母细胞瘤是小儿泌尿系统的恶性肿瘤，也是小儿常见的实体瘤，是一种肾脏的原始胚胎肿瘤。虽然该病在胎儿期相当罕见，但随着产前筛查力度的增大，产前发现该病的情况也越来越多。但有一点是很明确的，胎儿期发现的肾母细胞瘤较生后发现的预后要好很多，所以有人认为胎儿肾母细胞瘤是恶性瘤的前兆，只有到患儿两岁以后才会呈恶性变化。

孕中期胚胎已经成形，肾有明确的轮廓，该病通过超声检查可见胎儿腹部一侧肾脏区域有实质性的肿块占位，边界清楚，可以有囊样结构，周围可见血流，瘤体内多无血流，正常的肾结构被破坏或有部分不完整的肾结构。由于产前除了影像学诊断外，是不可以行活检确诊的，所以就必须与一种良性的原始胚胎肾瘤——中胚叶肾瘤进行鉴别，其表现可以和肾母细胞瘤类似，也会破坏正常的肾结构，但肾母细胞瘤瘤体较小，边界没有中胚叶肾瘤清楚，且中胚叶肾瘤多出现羊水过多的情况，需要时可行 MRI 进行鉴别。

胎儿肾母细胞瘤的自然病程发展相对缓慢，所以在临床上确诊或怀疑的病例并不需要引产，也不需要恐慌。孕期要做好管理，定期复查，明确肾母细胞瘤变化的进展，等待胎儿出生后进行进一步的检查，也不需要进行宫内干预。新生儿要尽早行 CT 检查，并根据检查结果拟订治疗或手术方案。一般情况下，Ⅰ期和Ⅱ期肾母细胞瘤早期治疗可获 100% 治愈，远期随访结果也显示可达到 90% 以上的治愈效果。

十、梨状腹综合征

梨状腹综合征以腹壁肌肉发育不全，伴巨大无张力的膀胱、输尿管扭曲扩张和双侧隐睾为主要特征。胎儿因出生后腹壁无肌肉而呈现腹部膨隆，可见腹壁下肠管及内脏，腹部外形呈梨状，所以称为梨状腹综合征，也称为梅干腹综合征。目前尚不知发病原因，其主要的病理表现为泌尿系统异常包括膀胱巨大、输尿管扩张、腹壁肌肉缺如或发育不全，伴心、肺等的发育异常。

产前超声检查可在孕 8 周见到胎儿膀胱，有病例在孕 12 周即诊断为梨状腹综合征，一般均可在孕 18 周超声检查时确诊。超声特征是膀胱增大，输尿管扭曲扩张，腹部胀大壁薄，可有大量腹水，MRI 检查可以鉴别诊断。该病需要与常见的肾积水和膀胱增大做鉴别，患有该病的胎儿大多在宫内夭折，尚无有效的产前干预报道，其中有通过宫内引流治疗的个案，但结果并不理想。因其预后通常不良，孕期发现该病若无特殊选择都应该终止妊娠。少部分胎儿出生后可以获得有限的生存机会，部分胎儿出生后可以选择手术治疗，但手术效果并不如人意。由于羊水少，胎肺的发育也必然受到影响，所以出生后的呼吸管理也是很重要的一环，所有结果最终取决于病理的严重程度。

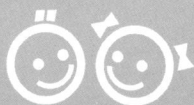

第四篇　胎儿泌尿系统疾病当前存在的问题

- 尽管前面已经将胎儿泌尿系统疾病的有关问答进行了分析和总结，但实质上我们对胎儿泌尿系统疾病问题知之甚少。尚有许多问题还没有办法解决或根本就无法了解，当然也是因为受到我们现有的社会环境和各种行政管理的约束。下面提出的问题仍然需要得到重视，并需要我们想办法解决。

一、有关胎儿泌尿系统疾病的医学伦理问题

由于接诊胎儿泌尿系统疾病的医生大部分是小儿外科医生或新生儿外科医生，所以妈妈们经常要面临医生提出的引产问题，这是为了保护母亲的安全。泌尿系统疾病有一定的胎儿死亡风险，且以往的经验和认识并不适合解释现阶段胎儿泌尿系统疾病的诊断和治疗，为了避免医患矛盾，医生多会提出对自身具有保护倾向的建议。但医生在决定继续妊娠或引产之前，需充分评估胎儿泌尿系统的功能和疾病的严重程度，并结合各个妈妈的自身背景和条件，慎重决断。

胎儿泌尿系统疾病从伦理上首先可以确定妈妈是安全的，在整个孕期过程中，不会因胎儿泌尿系统疾病导致妈妈的身体出现问题；其次在出生之前胎儿的生长发育是良好的，除了泌尿系统疾病外，胎儿在出生前也很少有早产或其他发育问题，因此胎儿泌尿系统疾病在孕期需要定期的管理，同时妈妈需要面对出生时及出生后的治疗风险。

对于产前诊断医生和胎儿医学专家来说，让胎儿的父母充分了解和认识胎儿泌尿系统疾病的风险和未来经历的医疗路程，如实地告知胎儿泌尿系统疾病的真实情况和生后可能需要面对的各种问题，是胎儿医学伦理必须完成的步骤。如胎儿单侧肾囊性发育不良，需要如实地告知父母胎儿出生后必须面对一生只有一个正常肾的现实，虽然不影响其日常的生活，但当有意外和特别情况导致健侧肾损害时，也会有生命危险。

当前的医疗架构，很少有产科医生或产前诊断医生对胎儿泌尿系统疾病做出准确的全面分析和判断，而小儿外科医生往

往只能说胎儿出生后可以治疗，但由于自身的局限，不能对从胎儿到新生儿的整体进程进行评估和解读，导致救治率下降，同时也凸显了我国现有的医疗法律和法规的不规范，导致医生做出有违医学伦理的决定，这希望能引起大家的重视。

从上述介绍可以了解到，大部分胎儿泌尿系统疾病都是无须引产的，但在我国当前的医疗架构中，被动引产现象仍然普遍存在。不管孕周大小，只要发现胎儿泌尿系统疾病，引产就是必然选择，这显然不符合医学伦理。父母的意见没有得到充分的尊重，医生至少应该让父母充分了解胎儿泌尿系统疾病的各种情况后，根据各个家庭的背景和对胎儿的期望程度等，由父母自己做出选择，这需要大家提高认识。希望胎儿是在正确的医疗背景下，得到专业的贯穿人文、伦理的诊治，从而杜绝没有专业医生指导的引产现象的出现。

二、关于引产

遵循大部分胎儿泌尿系统疾病一般不需要引产的原则，但需在专业的指导下进行评估和管理。当产前超声检查发现可疑胎儿泌尿系统疾病后，需要在当地的三级产前诊断单位确诊，即需要在有资质的医院，如省级人民医院或保健院等进行两次以上的超声检查确诊。针对胎儿泌尿系统疾病的转归，需要对胎儿进行风险评估，采取综合考虑母亲安全和胎儿利益最大化的临床处理原则来解决问题，这不仅仅是以某个专科的意见为主导，而是以胎儿为中心来进行临床判断和处理。评估的内容包括：首先，明确是否有泌尿系统疾病，并且明确泌尿系统疾病的位置以及内容物，同时明确是否合并有其他先天性异常；

其次，对明确为泌尿系统疾病的严重程度进行评估，判断预后（根据发现时的孕周，发现的早晚，肾功能情况，羊水的指数，肺发育的检查指标等综合判断）。

当前全国各大医疗中心都设有胎儿医学多学科中心，但它们在对胎儿泌尿系统疾病的评估和处理上往往并不能给予准确的意见。由于胎儿医学多学科中心对胎儿泌尿系统疾病给予的意见不统一，不能准确判断胎儿泌尿系统疾病实际的情况，而最终导致引产。所以在此叮嘱胎儿父母，引产只是最后的选择，毕竟胎儿已经成形，生命的脚步还没有停止。

三、关于胎儿肾功能的评价

在胎儿泌尿系统疾病的整个疾病发展过程中，最重要的就是肾功能的发育问题，肾功能发育不全的严重程度是决定患儿生存率的最重要因素。产前超声检查对胎儿肾功能发育情况的评估有多种方法，首先，可通过超声检查对胎儿的双肾进行形态学描述，根据肾的大小、轮廓、肾集合系统、肾盏等的数据可以初步判断肾的发育情况；其次，可以通过测量羊水的指数进行分析，羊水过多或过少都可反映肾的代谢活动和能力。临床上可以根据超声检查发现肾的结构异常，结合羊水的指数就可判断肾的发育和功能了。

在对肾功能做出判断的过程中，羊水过少是一种较少见的严重问题，因为通常出现肾功能发育不全时，都会有一个肾功能的代偿过程。如重度肾积水，初期由于肾盂内压力逐渐增加，肾单位受到压力的影响仍可发挥部分功能，此时可以出现肾脏的增大，但并不影响形态；随着病情的变化，肾小球的过滤能力受到影响，羊水循环产生部分障碍，羊水会出现过多，但随着肾单位的破坏加重，肾功能的代偿能力逐步下降，肾小球的过滤能力严重不足，尿液排泌减少，羊水也继之减少。而胎肺的发育因为少了羊水的刺激出现发育不良，尤其是在胎肺发育的最重要阶段（孕 24 周后），如果羊水过少，会导致胎儿最终丢失。

所以，羊水过少是胎儿肾功能发育不全的重要标志。但因为在我国目前的产前诊断和超声检查中，少有医生会用胎儿肾功能的病理生理过程去解释病因，所以提请大家注意在胎儿的肾功能评价中，羊水过少是一种不良预后的指标。

四、一个肾影响生活吗？

在关于胎儿泌尿系统疾病的问题中，最常见的问题就是，是否继续妊娠，胎儿将来会是一个什么结果，会不会致残等。

首先我们先来看一下人体的解剖。人是一种动物，且在生物的进化过程中逐渐成了地球上的高级动物。大家都知道我们的身体有很多重要的器官都是对称的，如肾脏有两个，肺有两个，眼睛、耳朵等都是两个，且可注意到，肾脏的位置位于人体的腹膜后，两侧都有强大的胸廓包绕保护。当一侧肾出现问题时，人体会自动启动保护机制，进行补偿，医学上称之为代偿。如当人失去了一只手，另一只手就会发挥两只手的功能来维持日常生活，同理当一侧肾出现问题后，就可以靠另一侧正常的肾进行代偿，此时最重要的是判断另一侧肾是否正常，是否可以代偿。在胎儿的风险判断中这是一个必经的流程，当确定另一侧肾发育正常，则随着胎儿的生长发育，其也能通过代偿作用承担人体的一般发育需要。临床上，大部分一侧肾出现问题时，另一侧正常肾可以完全代偿，此时常见的是肾脏的形态可稍增大，但结构正常。所以若羊水正常，则表示胎儿肾功能没有受多大影响。

当胎儿只有一个肾，出生后是否会影响其将来的生活？答案是不一定会影响，或者说多数情况下不会影响其日常生活。在我们生活的周围，有些人只有一个肾，但生活跟正常人一样。但有一点大家都明白，由于只有一个正常肾，一旦这个正常肾受到伤害时，如外伤、肾脏中毒等，将可能出现急性的肾功能不全，我们常人用两个肾承担的负荷此时全部由一个肾来承担。所以需要患儿妈妈们重点理解是，若想要这个胎儿，将面临孩子终生只有一个正常肾的情况，这不但会给父母的心理带来压力，也可能会给孩子终生带来心理负担。但如果父母在心理上能够接受，也做好了应对未来各种情况的心理准备，且这个孩子是否能够出生，对父母来说又很重要，那么生这个孩子也就没有遗憾了。

五、孕周的不同阶段变化和治疗方法

胎儿在宫内由于依靠母亲的脐带和胎盘供氧，所以肾及泌尿系统的发育不全并不会危及胎儿生命，除非羊水过少。所以临床上胎儿泌尿系统疾病较少危及胎儿生命，但在发现胎儿泌尿系统疾病后，在孕周的不同阶段如何监测管理及治疗尚无统一的标准和规范。

孕早期胎儿肾积水多表现为肾集合系统扩张，在胚胎发育到一定阶段后才表现出问题，且可导致另一侧正常肾也出现反应性的扩张。若在孕 32 周后发现的胎儿泌尿系统疾病，通常就不需要考虑和担心胎儿的肾功能，可以放心等胎儿出生后再做处理；但若在孕 32 周前出现重度肾积水，则需要考虑宫内引流治疗。同理，在面对后尿道瓣膜梗阻的情况时，也需要根据不同的孕周在 32 周前后进行不同的处理。

通常在孕晚期发现的胎儿泌尿系统疾病多可以等到胎儿出生后再进行治疗，而在孕 32 周前发现胎儿泌尿系统疾病，且情况严重时需要考虑早期干预。但在此要特别强调的是孕 32 周前的干预适应证，因为疾病的不同产生的后果也不尽相同，所以很难有一个统一的标准，但可以在专业的小儿泌尿外科医生或胎儿医学专家的指导下进行宫内干预。在处理胎儿肾积水时，行宫内治疗的适应证是孕 32 周前，肾集合系统扩张大于 4cm，超声检查可以见到明确的肾盏扩张和肾皮质变薄。其他相关适应证在具体的每一种胎儿泌尿系统疾病中都有叙述，这里就不赘述了。

在这一节中有一个内容很重要就是胎儿泌尿系统肿瘤在不同孕周的处理。通常在胎儿肾上腺区域见到一个占位肿块时，需要判断是肾母细胞瘤还是良性占位，但这往往很难，尤其是部分家长对此表现出明显的担忧和焦虑。这个问题涉及的肾上腺区域的肿瘤，是一个很宽泛的领域，有肾上腺的良、恶性肿瘤，也有肾脏的良、恶性肿瘤，这里只讨论肾脏的恶性肿瘤及其可能性。

肾脏的肿瘤占位大多数是良性的，恶性肿瘤相当少见，当超声检查发现胎儿肾脏有一实体占位时，需要进行肾脏肿瘤的鉴别，常用的方法就是在超声检查的基础上增加胎儿腹部的核磁共振检查，对肾脏占位进行分析判断。肾脏的良性肿瘤多为中胚叶肾瘤，虽然为良性，但因为有可能增大也可以导致不良预后，最坏的情况多为一侧肾切除，但可以获得胎儿的生存。中胚叶肾瘤超声检查下的主要特征是一侧肾呈结节样，有弥漫性增大的肾脏肿块，无血流。而真正的胎儿肾脏恶性肿瘤——肾母细胞瘤则相当罕见，超声检查下的主要特征是一侧肾有增大肿块，周边有丰富的血流。在孕期发现胎儿肾母细胞瘤，需要进行动态的超声监测，若见有明显的增大趋势，特别是出现肾边缘变得模糊不清或短时间迅速增大的情况，需要考虑计划性早产进行治疗或终止妊娠。肾母细胞瘤的早期治疗可以获得良好的生存率，而无须更多的后续治疗。

六、肾脏回声增强怎么办？

产前胎儿泌尿系统检查中经常会遇到胎儿肾脏回声增强的情况，它与肠管回声增强不同，需要特别关注。

在胎儿泌尿系统疾病中，胎儿遗传性多囊肾的主要表现就是肾脏回声增强，由于涉及遗传学问题，所以一旦确诊，接下来多是终止妊娠。此病可以是常染色体隐性或显性遗传，但当前通过遗传学检查确诊尚有一定的难度，并不能通过检查染色体或羊水来排除，临床上主要还是通过超声检查发现双侧肾脏增大、回声增强来诊断。这样似乎有点主观，所以当前主要是根据临床医生的经验做判断，但不同医生给出的意见差别较大，有部分的医生还会过度强调胎儿出生后风险以减轻医疗的风险，这也是因为当前医患矛盾较突出而导致医生会更多地选择保护自己的建议。

发现胎儿肾脏回声增强，主要还得根据肾脏的功能进行判断。因为若是遗传性多囊肾，其肾功能会逐渐下降，羊水也会随之减少，甚至会导致胎儿夭折，也可能胎儿出生后即出现肺功能不全及严重的呼吸功能不全，最终还是没法保住孩子。但若回声增强只发生在一侧肾脏，则可能需要和肾囊性发育不良做鉴别。临床上遗传性多囊肾主要表现为双侧肾脏增大且回声增强不均匀，超声检查下几乎看不到正常的肾结构。尽管在产前暂无有效的确诊方法，但因此病在形态学的变化较明显，临床上还是可以做出判断的。而肾囊性发育不良一般多发生在一侧肾，呈多个大小不等的囊状结构，另一侧肾则为正常肾，且羊水可以正常。

除多囊肾外，肾脏回声增强也可以是一侧肾结构内的钙化灶，即一个或多个强回声的亮点。正常情况下单纯钙化灶临床意义不大，属于生理现象，但通常还要注意排除染色体异常的可能，有条件的可以做一个无创基因检测。

七、上尿路和下尿路梗阻有区别吗？

胎儿肾积水中，梗阻发生在不同的部位导致肾积水的表现不同，结局也不同。最常见的胎儿肾积水，即胎儿上尿路梗阻（约占85%），主要发生在肾与输尿管连接处，通常用英文UPJO表示。产生该病的原因有很多，但多与肾盂连接处输尿管内在或外在的因素导致输尿管起始部狭窄、闭锁有关，出现肾集合系统扩张等明显的肾积水表现。该病发现时间越早，预后越差，但早期采取积极措施可使肾功能得到最大的保护，及时解除梗阻后可以得到较好的肾功能，所以可以在宫内行引流术。胎儿出生后可以行肾造瘘术及择期的肾盂输尿管成形术达到解除梗阻、保障肾功能的目的，同时也意味着上尿路梗阻的预后较下尿路梗阻要好。

输尿管中段以下为下尿路，而在下尿路出现梗阻的常见疾病有输尿管下端闭锁、输尿管远端梗阻或反流、膀胱功能异常、后尿道瓣膜等，其中输尿管远端梗阻和后尿道瓣膜最为常见。在上、下尿路梗阻中，下尿路问题较上尿路问题要复杂，预后相对也较差。下尿路梗阻发生的过程较漫长，对肾功能的影响也是渐进性的，且损害较上尿路梗阻要大，恢复时间也长，尤其是后尿道瓣膜，即使及时解除梗阻，对肾功能的影响终生都存在。对于所有类型的下尿路梗阻，早期发现并及时进行宫内干预治疗，是当前医学需要更深入研究的课题，但至今尚无突破性进展。从部分进行早期宫内干预的病例结果来看，还未能达到理想的临床治疗效果。

所以在临床上评估时，梗阻部位离肾脏越远，严重程度越大。对于神经性膀胱或后尿道瓣膜等病症，除非进行宫内早期干预，一般预后不良，而对上尿路梗阻进行早期或适时的干预，均可得到满意疗效。对于选择继续妊娠的妈妈来说，尤其需要明白上、下尿路梗阻的区别，慎重选择胎儿的去留。

八、关于脐尿管的发育和异常

胎儿的膀胱会有一条管道与脐带一起和妈妈的胎盘相连，这就是脐尿管，胎儿有一部分尿液可以经脐尿管与胎盘进行交流。所以当胎儿出生后，随着断脐，脐尿管也就封闭了，出生后的脐尿管可以是一条潜在的管道，也可以最终成为一条纤维索带。

　　如果脐尿管没有封闭好，则胎儿出生后在小便时脐部也可以出尿，这就是脐尿管瘘，它可导致脐部经常出现潮红、水肿等炎症表现，严重时可导致腹膜炎和全身中毒，临床上及时结扎好瘘管和控制炎症可以解决问题的。

　　当脐尿管在不同部位封闭时，则可使在脐部到膀胱顶部残存的脐尿管形成脐尿管囊肿，单纯囊肿可能没有症状，偶可发现脐下有一肿块，检查可判定为囊性结构，部分出现炎症感染，则可表现出一系列的腹部炎症，需要临床及时处理。在控制炎症的基础上，可尽早手术切除脐尿管囊肿。

　　当胎儿出生进行脐带结扎后，除了脐尿管本身的问题，脐孔处可以是卵黄管、脐静脉、脐动脉等的共同通道，卵黄管的发育异常也可导致脐部发育出现问题，需要进行临床的鉴别诊断，因涉及胎儿消化道异常，所以放在以后胎儿消化道疾病的书中讨论。脐静脉、脐动脉虽然在胎儿出生后就闭合无用了，但在新生儿急诊抢救中，仍是可用的紧急输液通道，而且对于新生儿深静脉置管、动脉有氧监测等都是良好的天然通道。有报道称，在成人的肿瘤治疗中也可选择未闭合的脐动脉进行插管作为治疗的通道。

九、关于胎儿外生殖器异常

　　在胎儿产前筛查中有一个问题是较敏感的，就是胎儿的生殖器。由于我国特殊的传统思想的影响，生一个男孩对于很多家庭是十分重要的，从而导致了产前胎儿性别的鉴定成了国家政策明令禁止的行为。

但是在胎儿泌尿系统疾病中，尿道下裂是一种在男性胎儿中发生率较高的疾病，尿道下裂根据尿道开口异常的位置可分为四种类型，即冠状沟型、阴茎型、阴茎根型和会阴型。排除了性别鉴定的因素，产前超声检查胎儿的外阴是可以明确诊断尿道下裂的，当然也有一些轻微的尿道下裂如冠状沟型或单纯的阴茎下弯型等是产前超声检查不能确诊的。

典型的胎儿尿道下裂在超声检查下可以见到阴茎短小下弯和两侧裂开的阴囊形成"郁金香征"或"花瓣状阴囊镶嵌团块征"，这是阴茎型和会阴型尿道下裂的特征性表现。镶嵌团块是阴茎下弯的声像，在彩色多普勒动态观察下还可观察到射尿现象，可显示尿道开口的部位，据此可确定尿道下裂的分型。因为尿道下裂是一个外部的发育异常，所以胎儿出生后可较好辨认。

冠状沟型：最为常见，畸形程度也最轻，尿道口位于包皮系带部，系带本身缺如，尿流可向前或向下。背侧包皮呈帽状覆盖，正常尿道口部位成一小浅沟。

阴茎型：尿道口可位于阴茎体腹侧任何部位，以尿道口位于阴茎体中部者较多见，包皮亦呈帽状覆盖与阴茎头背面。

阴茎根型：尿道口位于阴茎根部与阴囊交界处，阴茎向腹侧弯曲。阴囊常对裂，如并发隐睾则似女性阴唇，需要进行两性畸形的诊断。

会阴型：尿道口位于会阴部，阴茎极度向腹侧弯曲，发育不良的阴茎常被帽状包皮和分裂的阴囊所遮盖，外生殖器酷似女性，如合并隐睾则呈男性假两性畸形，会阴型尿道下裂常合并肛门直肠畸形。

产前诊断发现外阴异常需要进行遗传学检查，排除染色体异常，对于严重的尿道下裂需要进行再次确认和专家会诊，因严重的外生殖器发育异常通常预后不良。

除了尿道下裂外还可以有尿道上裂或膀胱外翻等外生殖器异常，临床上产前筛查中都需要进行有效的检查，减少不必要的出生缺陷。

十、长大后的生活质量如何

很多家长总会问到胎儿泌尿系统疾病的患儿出生后的生活质量问题，这个问题很难回答全面，就好比去问一个家长，你小孩以后学习成绩会不会好呀？因为其影响因素太多了，我们现在只能根据临床经验通过肾发育的情况和治疗后肾功能的程度去评价，并不能给出十分准确的答案。我们知道，由于泌尿系统疾病的不同，患儿出生后的生活质量肯定与肾功能的程度相关，而且，提到长大，必然是那些经过治疗又能够顺利存活下来的患儿。大多数肾积水的患儿预后是良好的，今后的生活也不会有太大问题，且与正常人的生活大多无异。有少数的患儿，特别是在宫内病程较长的，病变位于下尿路的或梗阻程度较重的往往生活会受到很大影响，所以在产前我们强调对于后者需要慎重考虑是否选择继续妊娠。对于大多数肾积水的患儿，肾的发育一般相对较好，这里的较好，是相对而言的。跟正常新生儿相比，先天性肾积水的患儿的肾都有不同程度的先天性发育不良。这是因为在孕期，胎儿的肾受到积水的挤压，生长发育受到限制，积水位置越低，积水对泌尿系统造成的负荷就越大，肾和泌尿系统的功能也会受到不同程度的损害。通过治疗，不仅解除了积水对肾的压迫，同时给予肾充裕的空间让它恢复和生长，而最终肾功能的保留，取决于疾病对肾和泌尿系统发育的影响程度。通常肾的发育从胎儿一直持续到出生后，且有较强的代偿和再生能力，胎儿出生后仍然有时间和空间使肾的发育达到正常成人的标准。所以说患儿出生后的生活，就单指将来的身体素质而言，通常是没有问题的。如果不苛求宝宝将来成为专业运动员，那么他的肾功能应该也是够用的了。所以通常患胎儿泌尿系统疾病的宝宝的生活与正常人是一样的。但需要强调的是，患儿将来可能只有一个正常肾，这有可能会对父母和孩子的心理造成伤害。而且如果患儿在成长过程中，肾遭遇了意外伤害，最终可能还需要考虑肾移植。

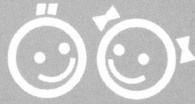

第五篇　胎儿泌尿系统疾病的典型病例介绍

在我写下这真实的十个案例之前，我需要郑重地声明，我是怀着十分虔诚的心情，将我近几十年的胎儿泌尿系统疾病诊疗中的最经典的故事呈现给大家，每一个故事都将我步步带入到这个全新的领域——胎儿泌尿系统疾病的诊断和治疗中。如果所述案例对当事人有所冒犯或勾起痛苦的记忆，请给予谅解。我是真心希望用事实来告诉大家，当一个新生命即将来到这个世界的时候，即将为人父母的喜悦，对未来新生活的憧憬，整个大家庭的欢乐，都是人间最美好的画面。而当胎儿出现问题时，我们每个人由于自身的生活环境和背景的不同，由于民族和文化的不同，对生命的理解和认识也不同，给我们带来的可能是人间的悲哀或痛苦。在我看来，新生命的到来，是上帝的赐予，是爱情的结晶，尽管他还不会直接表达，尽管他将面临人间的磨难，但他是顽强的，是勇敢的。每一个怀有泌尿系统疾病胎儿的妈妈们都几乎经历了人生中的一次重大命运的抉择，尽管痛苦，但是有人尝到了苦尽甘来的幸福，而有人却不得不屈服于它。宝宝的诞生将给每一个家庭带来幸福和欢乐，他是家庭的纽带，他的结局和转归牵动着许多父母的心。命运让我有机会去捍卫新生命的生存权利，把握胎儿的命运，这既是我工作的一部分，也是我生命的一部分，因为胎儿生命的救治工作已融入了我的生命中，并将影响我的终生。它使我对生命的意义有了新的定义，使我成为捍卫胎儿新生命的白衣战士。不管未来的路有多少艰难困苦，我都会一如既往地走下去，同时也希望有更多的有志者能加入这个行列。除了本篇列举的这十个故事外，还有许多感人的、激动人心的案例，限于篇幅就不一一赘述。

一、胎儿泌尿外科的启蒙——肾囊性发育不良

从事小儿外科工作三十余年，尽管参与了各种小儿外科手术治疗工作，也做了数百例相关的手术，但第一次认识胎儿泌尿系统疾病还要从十多年前说起。

十多年前的一天，在正常日班门诊中遇到一位怀孕 6 个月的妈妈前来求助，院外的产前超声检查怀疑有胎儿右肾囊肿，她希望我能提供一个明确的诊断和诊疗信息。虽然当时我已经开始关注胎儿发育异常的产前诊断并已经处理了多个胎儿肠及腹壁发育畸形的病例且获得成功，但对胎儿肾囊性疾病的诊治还是第一次。这位妈妈说，是通过朋友的介绍专门来找我的，说我能帮他们解决问题。对于生后的新生儿外科治疗我已经处理了很多案例，且多有成功，但对于胎儿肾囊性疾病的认识应该说还只是略知一二，并不能给予太多的咨询意见，对胎儿肾囊肿是否需要宫内治疗、宫内需要做何种处理和管理、出生后是否有风险及是否需要紧急手术治疗等问题还是无法明确地回答，但宝宝的妈妈和爸爸的迫切希望给了我一探究竟的动力。

当时我首先想到的是安慰这位妈妈，尽量能让她平静下来。在她来到我这之前，已经咨询过多个产科或产前诊断医生，心里已经承受了相当大的打击，情绪几近崩溃，她希望能在我这得到肯定的可以保住宝宝的答复。为此，我内心很自然地希望能够帮到这位妈妈，我用我仅有的知识对她进行讲解和分析。尽管当时我对胎儿泌尿系统疾病的认识尚不足够，也没有做风险评估，仅凭小儿泌尿外科治疗经验和家属进行了有效的沟通。对于判断胎儿是否可以正常生下来或是否有风险等尚

无任何经验。凭着我多年的小儿泌尿外科治疗经验和新生儿外科治疗特点为她进行了大致的分析，虽然不具备胎儿医学专业的标准，但相比非专业的产科或超声科医生来说还是更专业一些，至少我可以给她一些手术治疗的信息和治愈的信心，并坚持认为胎儿生下来可以得到较大的手术治愈机会。为此我让她定期进行产前超声随访观察，并确定来我院分娩。随后，为了准确评价胎儿肾囊性疾病的风险，更好地解答相关胎儿泌尿系统疾病中的肾囊性发育问题，我在短时间内查阅了大量的国内外文献，发现国内在这个问题上的研究几乎是空白。国外的文献中虽然有相关的报道，但也存在着概念模糊、评价风险受专业和技术限制而无法统一规范和标准等问题。肾囊肿中首先需要注意的就是鉴别肾囊性发育不良和遗传性多囊肾，二者在概念上有明确的区别。肾囊性发育不良是一个良性过程，只要一侧肾能代偿，患儿是可以正常生存的，本例胎儿就属于此种情况；而遗传性多囊肾则是常染色体疾病，但在产前很难确诊，目前只能依靠形态学的差异进行鉴别。即肾囊性发育不良是一侧或双侧肾呈多个囊肿样改变，没有正常的肾结构；而遗传性多囊肾则是存在肾结构，但形态紊乱，呈多个细小囊肿改变，超声显示为肾脏的强回声。

通过学习，我基本了解了这例胎儿的情况和结局，我也用我学到的胎儿知识详细为胎儿父母讲解，解释了胎儿目前只有一个正常肾，若继续妊娠，必须面对胎儿终生只有一个正常肾的情况，且胎儿出生后需要尽早处理有问题的一侧肾。幸运的是，胎儿父母在主观上也很坚决地希望得到这个孩子，在我们的共同关注下，胎儿足月后在我院正常出生，出生后的生命指标正常。在经过充分的术前准备后，于新生儿期完成了右肾的切除术，手术过程也特别顺利，患儿在很短的时间内即恢复正常并出院。在随后的十多年的随访中，孩子的生长发育指标一切正常，现在已经长成一个小大人，身高已经跟爸爸一样了，学习成绩也在班上名列前茅。

这个案例使我对胎儿肾囊性发育不良的治疗充满信心，也使我对胎儿泌尿系统疾病有了一个初步的认识。经过多年的实践，今天我已经明白胎儿肾囊性发育不良治疗其实并不简单，它需要与遗传性多囊肾做鉴别，需要对一侧或双侧的肾囊性发育做出专业的判断，同时还要考虑胎儿本身的人文环境要求，即胎儿本身对家庭和社会可能造成的利与弊。

在小儿外科的发展历史中，胎儿肾囊性发育不良的治疗一直处于模糊的诊疗范畴。而从今天的胎儿肾囊性发育不良的治疗中可以看到，肾囊性发育不良的治疗既需要胎儿学的基本知识，又需要外科治疗肾疾病的临床经验，但更重要的是掌握胎儿肾发育的基础和对胎儿泌尿系统疾病的再认识。经历了此例产前诊断的实践，我认识到肾囊性发育不良可以在胎儿期就得到诊断，并可于早期进行有效的跟踪和管理，宫内无须进行太多的干预，只需等待胎儿出生后进行治疗。胎儿出生前可与家属进行咨询和沟通，达到默契，让家长对宝宝可能出现的结局和未来需要面对的现实情况有充分的了解。该案例也使我从此开始关注胎儿肾囊性发育不良，也可以算是早期对胎儿肾囊性疾病的认识。随着更多的这类胎儿在我的指导下获得出生，结束了我对胎儿肾囊性发育不良的无知。胎儿疾病贯穿了胎儿—新生儿的整个围生期，不仅需要胎儿医学知识，更需要新生儿知识和小儿外科的知识，体现了胎儿医学的多学科交叉特点。胎儿疾病不仅可以早期在宫内对胎儿进行诊断和分析，更是开启了我对胎儿和小儿泌尿系统疾病的整体认识，使我意识到胎儿到新生儿的一体化管理可以进行无缝连接，而其中最重要的是胎儿发现疾病时的产前超声、影像和生后结局的评估。经过此例胎儿肾囊性发育不良的诊治，使我改变了以往的小儿泌尿外科的诊断模式，开启了胎儿和小儿泌尿系统疾病的一体化管理模式。

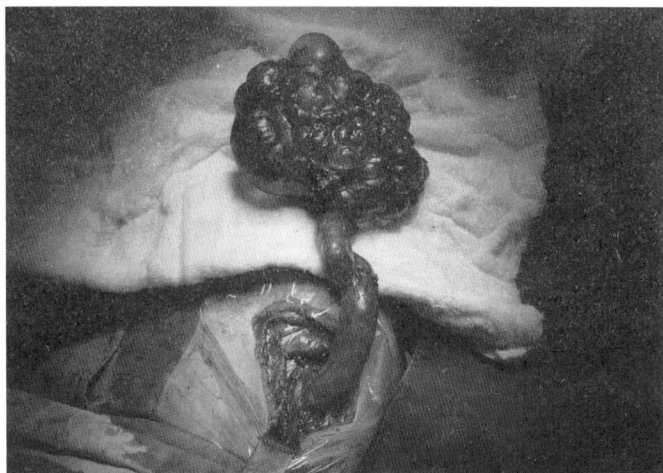

图 5-1　肾囊性发育不良切除术（见附图5）

二、医学的无奈——多囊肾

2013年我院成立了胎儿医学科，我接触胎儿问题的机会自然就越来越多了，胎儿泌尿系统疾病的咨询和评估也就成了我工作的一个主要内容，这对我本人来说既是一种肯定，同时也是一种挑战。未来的胎儿医学研究和认识，既是前途光明，也是道路曲折。

2016 年 8 月的某天，我在门诊接待了一位高龄孕妇，已经35 岁了，孕 1 产 0，胎儿在外院被诊断为胎儿肾囊肿，多囊肾待排。该孕妇来到我门诊时已经是孕 25 周了，经过我院超声诊断评估确诊为胎儿多囊肾，超声检查可见双肾明显增大，肾结构紊乱不清，呈强回声改变。当前产前确诊遗传性多囊肾并不能通过基因或遗传学手段，只能通过影像学诊断，这就是医学的无奈。经过咨询了解到，夫妻双方都是高级知识分子，丈夫是一位外籍在华工作人员，随着年龄增大，他们希望能有一名孩子来为这个家庭增添快乐。胎儿的妈妈对我说："俞教授，希望能够明确诊断，你能帮我解决这个问题。"因为当时尚无任何机构可以为孩子的去留做出一个明确的诊断意见，为了慎重起见，我还是建议她去华大基因进行相关的测序检测，但遗憾的是，所测结果均不能给出明确判断。尽管我还是希望能帮她保住这个孩子，但是现实总是那么残酷，经过总体评价，胎儿肾功能发育很差，根据我在临床上对胎儿遗传性多囊肾的病理解剖认识，可以明确判断该胎儿是属于需要引产的类型。医学常常令人感到无奈，经过沟通和多方咨询，胎儿父母最终还是选择了终止妊娠，引产后的胎儿肾病理检查确诊为遗传性多囊肾。

最后当得知胎儿的结果时，我打电话给了这位妈妈，尽管之前已经预知可能是不良的结局，但最终结果仍然让我感觉到内心的不安，同时也感受到了一份沉甸甸的责任。在电话里，她给我讲述了大致的经过，并对我表示了感谢。尽管最终没能留住孩子，但她也很庆幸得到了及时的诊断和终止妊娠。我感受到那是一位遭受了巨大的心理创伤的母亲在不断地释放自身的压力。我只能不断地安慰她说，放松自己，重新再来，但现实真的可以再来吗？我内心很茫然，医生能给病人的除了医疗技术和人文关怀，还能有什么呢？该病例也给我提供了一个十分具体的胎儿遗传性多囊肾的案例，为临床现实中如何应对和解决此问题提供了一次实际操作，提示对遗传性多囊肾的不良预后需要慎重，发现并明确诊断后需要引产终止妊娠。这虽然是医学的无奈，但至少也是一种现有状态下的最好的医学选择。医学不能治愈一切疾病，也不能治愈每一个患者，我们需要意识到医学本身是有其局限性的。

在胎儿泌尿系统疾病的产前诊断和咨询中，尽管需要终止妊娠的疾病并不多，但对于明确诊断和高度怀疑为遗传性多囊肾的胎儿，我们需要有充分的耐心和负责任的态度，向准父母详细解释胎儿未来可能需要面对的风险。尊重生命，尊重父母的决定，尊重自然规律，同时需要结合临床经验，需要医学伦理的支撑，需要了解本次妊娠的胎儿背景和家长的预期，尽量能从人性化的角度满足不同需求的父母的愿望。当有困难的时候我们同样需要依靠集体的力量，依靠全社会的力量来获得帮助。

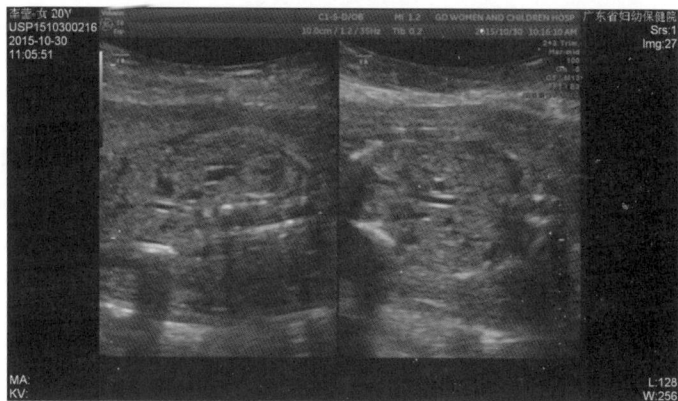

图 5-2　孕 31 周 +，超声提示双肾多囊肾可能 1

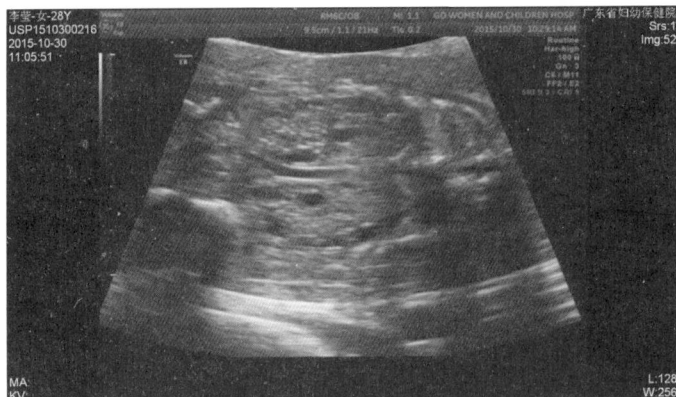

图 5 - 3　孕 31 周 + ，超声提示双肾多囊肾可能 2

三、胎儿肾积水

早在我们胎儿医学科成立之前，胎儿肾积水就已经是我工作中经常遇到的问题之一。十几年前，我在门诊接待过一位孕妇，她是第二次妊娠，第一次妊娠在孕早期自然流产，这次妊娠在 23 周时超声检查发现胎儿一侧肾积水，在多地检查和咨询后医生都让其引产放弃，但她心有不甘，最终辗转找到我，希望能得到一个满意的回复。

在门诊经过仔细问诊，发现该孕妇原来曾有泌尿系支原体感染，推测可能与第一次流产有关，但因为之前没有详细检查，所以并没有资料可查。这一次进行了相关检查，仍有支原体感染，但抗体滴度并不高，提示相关风险不大。超声检查结果显示胎儿一侧肾积水，按分度水平为重度，肾集合系统分离大于 20mm，羊水正常，提示胎儿肾功能没有受到影响，胎儿可以继续妊娠，但仍需要动态观察其变化，并需要在必要的时候选择早期干预。随着胎儿孕周增大，至 33 周时胎儿肾集合系统扩张为 24mm，不具备宫内干预的指征，所以我交代孕妇正常分娩后再做处理。孕妇在孕 39 周时出现宫缩并自然分娩产下一男婴，经过观察，新生儿情况良好。于出生后三天行超声检查，肾集合系统扩张已经达到 28mm，此外尚有明显的肾盏扩张、肾皮质变薄、输尿管上段扩张，提示肾盂输尿管上段梗阻，有明确的手术指征，但在新生儿期尚无规范的统一处理标准。根据中山大学附属第一医院莫家聪教授的动物研究，证实胎儿肾积水生后早期干预减压，四周后肾功能可以恢复绝大部分，为此我提出新生儿期即进行穿刺置管引流，四周后再行根治手术。经与家长沟通并获得他们同意后，我为他们的孩子做了置管外引流，并于四周后行根治—肾盂输尿管离断吻合术。孩子术后恢复顺利，在既定的时间内痊愈出院。在近十年的随访中，孩子的生长及发育指标均达标，完全达到正常人的生活标准。

胎儿肾积水一般情况下都是可以继续妊娠而无须引产的，但在我这一案例中，胎儿的妈妈曾到多家医院咨询，但结果均让其引产，说明在胎儿肾积水的处理观念上，尚有太多的科普工作要做，医生需要及时改变认识，改变传统的胎儿疾病处理方式。胎儿肾积水的发生率达 1.4%，随着产前检查技术的发展，有越来越多的胎儿肾积水被发现，专业系统的产前分析和判断是十分必要的，后续的孕期管理及胎儿出生后的早期干预都是治疗的重要环节。大部分胎儿肾积水均是一个良性过程，出生前及出生后的处理均为一般的临床期待治疗和动态随访，无须治疗；而只有少数需要考虑治疗，包括早期的宫内治疗和手术，其预后多是良好的，很少有并发症和后遗症，也多无遗传学问题，这些方面的观点在我随后的医疗实践中逐步得到证实，长期随访的结果也十分令人满意。此外，在胎儿肾积水病例中会有约 10% 出现对侧肾集合系统扩张或轻度肾积水，这是因为患侧的肾积水会导致健侧肾功能代偿，继发引起健侧肾增大和加大做功。若及时解除患侧的肾积水，则大多数健侧肾的功能很快就会得到改善，肾的形态也会恢复正常；若患侧肾的问题得不到解决，则健侧肾的功能也容易受到影响，这也是胎儿肾积水越早治疗预后越好的原因。

通过这个案例，我对胎儿肾积水有了初步的认识和理解，为我后面的胎儿泌尿系统疾病工作打开了一扇窗。近十多年的实践已经证实胎儿肾积水大多数是可以临床解决的，也多不涉及遗传性疾病，多数患儿完全可以获得与普通人一样的生活质量。至于肾积水有可能是由不同的疾病引起的，如肾盂输尿管连接处梗阻（最常见，占 85%）、输尿管下端梗阻（占 10%）以及膀胱尿道梗阻（占 5%），前面已经有相关介绍，这里就不多说了。

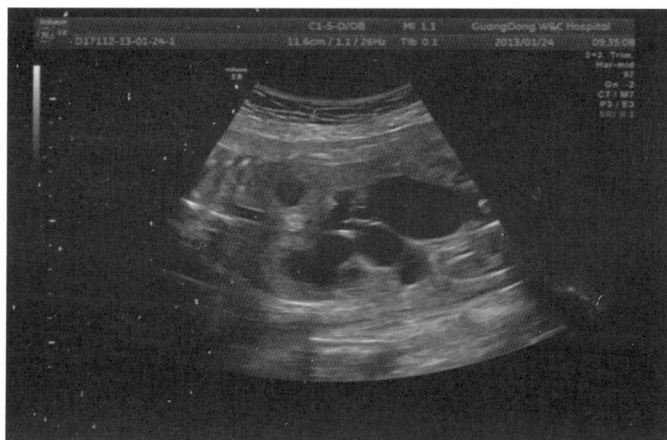

图 5-4　超声提示胎儿肾积水 1

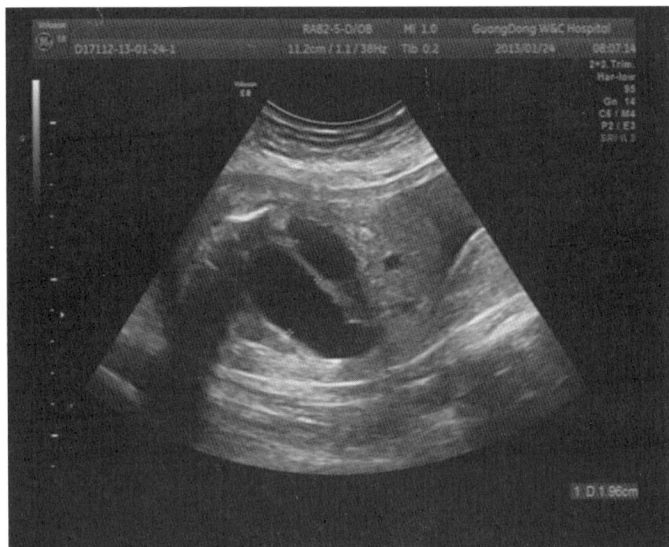

图 5 - 5　超声提示胎儿肾积水 2

四、双胎多囊肾

十几年前，我还在从事小儿外科工作的时候，一位原来的病人、现在的朋友介绍了他的亲戚来找我帮忙，起因是自身不孕来我院行助孕，第一次助孕失败，第二次助孕成功，原本这是一件高兴的事，但在孕 24 周的大排畸检查中却意外发现双胎双肾均为回声增强，这个意外对原本欢喜的家庭无疑是一个严重的打击。

超声结果让我意识到胎儿有可能是遗传性多囊肾，为慎重起见，我让她再做一次超声，我亲自去看。在检查中我看到，双胎的整体发育和结构并无异常，但双胎四个肾均增大，且回声增强，肾结构紊乱，肾的皮质和髓质形态消失，可以确定是多囊肾发育。追问家族史，发现胎儿父亲就是因为多囊肾并输

119

精管闭锁而需要试管助孕的。随后我为她进行了一系列的相关检查，包括染色体检查，结果所有检查均未见异常。此时，一个严肃的问题摆在我的面前，按常规遗传性多囊肾的处理方法肯定是选择引产的，但遗传学检查并不能确诊。对于不孕和连续试管的他们来说，确实很难接受放弃，家属提出是否还有机会继续妊娠，若不引产会有什么样的后果等问题，为了回答这些问题，也为了解除我心中的疑问，我让她找了多位国内的专家进行咨询并由我联系跟踪结果，但回答几乎都是一致的——引产。

至今还记得孩子妈妈向我诉说其在当地医院住院的经历：医生查房的时候，对她看都不看就丢下一句话"这个是要引产的"，没有任何商量的余地，她当时内心感到无比的痛苦和悲伤。确实，此时的我也感到明显的压力，孩子是否还有机会？是否可以生下来？为此我再次检查了超声检查的结果，除了四个肾增大、回声增强外，没有其他异常，羊水也是正常的，提示胎儿目前的肾功能并没有出现异常，且维持着胎儿的生长发育，尽管肾的发育还不完善。通过与家长的沟通，家长确定无论如何都要争取可能的机会，坚决不选择放弃。同时我也查阅了一些文献，关于多囊肾并没有可以生下来的先例，我反复告知家长胎儿出生后的风险，如胎儿出生后可能面临肾功能不全或肾衰，最终若要救治需要考虑做透析或肾移植，但家长坚持只要有机会就要把孩子生下来。从人文角度我理解此时需要从更广阔的视角来看待他们的问题：从不孕到二次助孕成功，再到孕中晚期，妈妈都已经可以感受到孩子的生命活动了，她迫切希望得到孩子。胎儿父母一切的一切都是希望得到这对孩子，但风险是未知的。

在我的临床经验中也有遇到多囊肾胎儿出生可继续生存的情况，所以最终在家长确定自愿承担风险的情况下，妈妈选择了继续妊娠，直到孕 27 周早产，自然分娩出两个男孩。当两个孩子哭出第一声时，妈妈的眼泪激动地流了出来。在新生儿期观察中，两个孩子并没有任何异常，生后三天进行超声检查可见，两人的双肾形态与产前检查一致，仍为强回声多囊肾改变，但生后的肾功能检测并无异常。短暂的观察后，两个孩子随妈妈出院回家了，在之后每年的随访中均可见到肾的形态异常，但肾的生化功能并无异常，现在孩子已经十几岁了。

从文献上了解到，多囊肾患者也有到三四十岁后才出现肾功能不全的，而目前这对孩子也只有继续随访观察其肾的变化，但至少现在能满足一个家庭和一个妈妈渴望得到孩子的心愿，在医学伦理上得到一次提升。通过此次的案例也让我认识到胎儿咨询的价值和医学常常更需要从人文的角度去解决问题，这使我联想到特鲁多的墓志铭：有时是治愈；常常是帮助；总是去安慰。祈望两个孩子能一生平安，孝顺父母和回馈社会。

通过此案例我们可以看到：

（1）胎儿多囊肾的严重性和风险性。胎儿多囊肾无论病情是否轻重，一旦确诊一般选择终止妊娠，但也有例外，这需要让家长明白其中可能面临的不确定风险。选择继续妊娠要做好直面不良预后的心理准备，以及具备对不良预后的承受力，在充分认识到该病的风险后才有选择继续妊娠的可能。该例由于胎儿的特殊性和家长的强烈要求才使咨询有了积极的价值，但至少严重性和风险性需要反复强调，也提醒我们在工作中需要着重强调疾病的严重性和风险性。

（2）咨询的特殊地位。无论终止或继续妊娠都涉及与家长的沟通和专业的咨询，但在具体过程中除了需要相关专业的知识外，还需要强调人文医学的重要性。在决定胎儿去留方面，我们过去更多的是从医学专业的角度去解决问题，而往往不会考虑患儿父母的想法和要求。本病例有家族史，胎儿检查除肾发育异常外，羊水正常，说明肾功能代偿已经完成，结合胎儿为助孕，家长的强烈要求等，这都构成了继续妊娠的必然选择，所以在确定保留胎儿时要慎重选择和处理以解决这类复杂问题。

（3）遗传学认识。遗传性多囊肾尽管是遗传性的，但很遗憾的是在产前的常规染色体检查中并不能确诊，目前仍是依赖产前的超声检查，并通过形态学检查做出判断。但该例有先证者，孩子的父亲就是多囊肾患者，且正常生存至今，表明多囊肾患者也有正常生存的可能性，只是未来面对的风险较常人大。当然医学界现已经在全国开展了 PGD 技术，即可以在胚胎植入前进行诊断后再继续妊娠，但迄今为止，在遗传性多囊肾方面尚无突破。

我们期待未来。

五、胎儿重复肾畸形

在胎儿泌尿系统畸形的病理类型中，有一种是胎儿重复肾畸形，主要特征是一侧或双侧肾在发育过程中肾的原始胚基出现两个肾的结构发育，可以是单纯肾的重复，也可以是肾、输尿管的重复，且重复输尿管的末端可以开口在膀胱，且多可见到输尿管突入膀胱内形成输尿管囊肿；也可以开口在尿道或会阴，导致临床上常见的输尿管异位开口。大部分重复肾畸形可能没有症状并伴随人到终生，但有一部分人会出现肾积水或输尿管扩张，输尿管囊肿会引起膀胱尿路感染，异位开口也会因经常的尿液淋漓不尽、感染等情况前来医院就诊。

　　2015 年底，我的诊室来了一对夫妇，他们拿着超声报告来找我，我一眼就看出超声报告的结果是胎儿重复肾畸形。我随即安排孕妇在我院常规又做了一系列的三维超声和 MRI 检查，经影像学检查确定是胎儿重复肾、输尿管畸形，超声和 MRI 可见左肾呈双肾盂结构，上方的肾盂有明显的肾积水，肾集合系统扩张前后径达 18mm，且伴有输尿管的扩张，膀胱未见异常，也未见到输尿管囊肿。根据检查结果，我用了 30 多分钟向夫妇双方介绍了关于重复肾畸形的知识和当前可能面对的风险，明确告知他们胎儿肯定是可以要的，不需要引产，也不需要行宫内干预。虽然胎儿在孕期没有风险，但在孕期需要进行管理且明确告知他们胎儿出生后需要进行手术治疗，夫妻双方表示理解。孩子爸爸说无论何种情况都是上帝的安排，顺其自然，听从医生的指导；孩子妈妈说尽管已经有了一个孩子，但这个胎儿只要有机会生存她就会尽最大的努力，这也是一种缘分。随着临产期的接近，我让孩子妈妈 37 周后在医院附近待产，胎儿终于在足月 39 周后自然分娩，出生后宝宝经过常规超声及 CT 检查，证实了产前诊断，小儿左肾、输尿管重复畸形，左肾集合系统扩张前后径大于 20mm，输尿管扩张，膀胱未见异常，有明确的手术指征。经与家长沟通，决定孩子出生后两个月择期进行左重复肾、输尿管手术切除，最终手术顺利完成，孩子也康复出院。术后半年复查，孩子左肾发育稍差，肾功能无异常。自此我们对胎儿重复肾畸形的处理有了进一步的认识和理解，也对胎儿重复肾、输尿管畸形的诊疗充满了信心，后续的多例重复肾畸形也都获得了良好的诊断和处理，并获得了满意的临床结果。胎儿重复肾畸形是一个相对良性的疾病，多数是可以治愈的，关键还是判断肾发育和肾功能的风险程度。

出院后，孩子的父母带着手术后的宝宝，满心欢喜来门诊复诊时，特意送来了一面感谢的锦旗，孩子爸爸说："俞教授，我们无法用语言表达对你的感激之情，这个孩子能够来到这个世界全都是因为有你的帮助。孩子的生长发育一切正常，这个宝宝的生命是你给的，他一辈子都要记住你和你的团队，是你们给了他来到这个世界的机会，这是一种大爱，你们用一种无私的精神帮助这么多的宝宝来到这个世界，给这么多的家庭带来了幸福，好人一定有好报的。"是啊，我和我的团队，为了每一个发育异常的胎儿，在产前诊断、评估、管理及围产期治疗等过程中都倾注了大量的心血，花费了大量的工作以外的时间。观察、检验、检查，分析可能的不良因素，及时调整治疗方案，每一项工作都需要我们认真对待和把控。当我们看到胎儿泌尿系统疾病的治愈率逐渐提高，看到每一个经大家努力救回来的宝宝时，心中的快乐和幸福比任何其他形式的奖励都要来得更直接、更轻松。

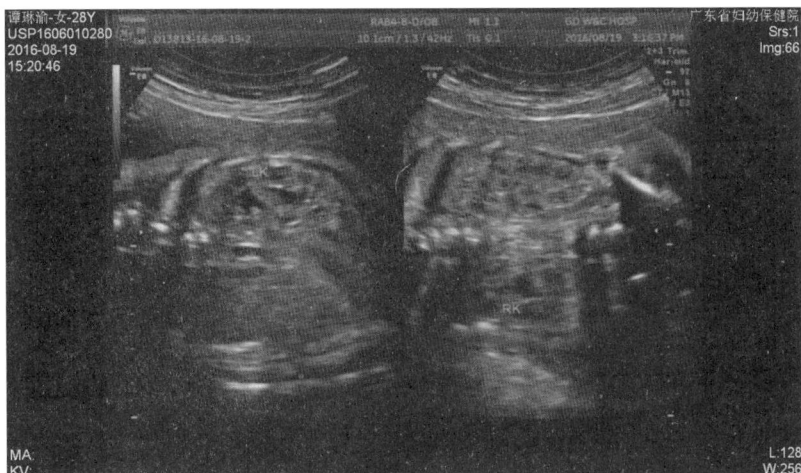

图 5 - 6　胎儿左侧重复肾超声影像

六、胎儿输尿管闭锁

那是 2017 年的一天，门诊来了一位从外地来的妈妈，她的产前超声检查报告单上面的数据显示胎儿一侧肾、输尿管梗阻（图 5 -7），为了更准确地评判胎儿的泌尿系统疾病，我让她在我院再做一次三维超声和 MRI 检查。咨询中了解到这是她的第二个孩子，第一个孩子因孕早期出现流产而没有得到，所以这个孩子对她来说尤为重要。发现胎儿有问题后，当地的医生告知她胎儿将面临的风险，但主观上仍是劝其放弃，认为胎儿将来出生后会因为肾功能不良而导致生活质量低下，因此，她在网上找到我，知道我的团队有这方面的治疗经验。两天后检查结果出来了，超声结果显示胎儿左肾集合系统扩张，前后径为 15mm，提示为一个中度的肾积水，同时有输尿管的全程扩张，提示为输尿管膀胱入口处梗阻（图 5 -8），胎儿其他的检查未发现有结构问题，诊断明确为胎儿左输尿管末端梗阻。由于超声动态检查下未见到膀胱反流现象，也未见到膀胱内有囊肿，所以可以排除上述两种病的可能，考虑为输尿管末端的狭窄或闭锁。根据检查结果，我详细地为胎儿家属进行了评估分析和讲解，并用手工示意图做了发生的可能的机制分析，使其对自己未来孩子的情况有了一个基本了解。接着我又为胎儿家属分析了孕妇目前的妊娠情况：孕33周，胎儿已经成人，会与妈妈交流了，胎儿许多的活动妈妈已经可以亲身感受到；之前的妊娠失败史也让她更希望能把握好这次机会；胎儿肯定可以保住，且羊水正常提示胎儿肾功能并没有太大的损害。妈妈听了我的解释和分析后，十分高兴，特别是当知道胎儿可以保住时，心里的激动一下子就用眼泪表达出来了。她说，自检查发现胎儿有问题以来，一个多星期都是在惶恐中度过的，听了我对孩子疾病的分析及了解了后续治疗的基本情况后，她才逐渐放下心来。

她选择了在我院分娩，因为胎儿没有内环境紊乱，所以可以放心地选择自然分娩。孕39周，胎儿自然分娩，体重3kg，生后转入我科，小儿的表现无明显异常，3小时后可见排尿，生化检查肾功能等指标也是正常。出生后三天超声检查提示，小儿左肾集合系统扩张并输尿管扩张，呈巨输尿管改变，在增强CT下可以清楚看到小儿左输尿管的扩张改变，提示输尿管下端异位可能（图5-9）。在完成术前的准备工作后，于孩子出生后的一周行左侧输尿管膀胱的探查手术，术中解剖左输尿管时发现，在输尿管距膀胱2cm处输尿管呈膜状闭锁（图5-10）。这种情况相当少见，通常大多数病例都是在输尿管末端、膀胱入口处出现问题，而输尿管本身出现问题这样的病例我是第二次碰到。记得曾经有一个患者也是输尿管梗阻，最终手术结果是输尿管息肉；而这一例膜状闭锁我是第一次遇到，处理相对较简单，将闭锁段切除行端端吻合并置入双 J 管，孩子术后的恢复也很顺利。对此结果我自己十分满意，因为术后孩子不仅肾功能得到保证，而且对患肾的影响也降到了最小，对将来的生活质量基本没有影响，这也让我对胎儿泌尿系统疾病的认识有了更进一步的提高。

此案例的良好结局，使我亲身体会和感受到，胎儿泌尿系统疾病的早期诊断和治疗意义重大。在当前，胎儿医学还处在早期发展中，对它的认识还需要有更全面的理解和病理生理的解释，如果能够在一体化管理的基础上处理和解决胎儿泌尿系统疾病，那么对达到更好的医疗目的显然作用是明显的。通过整体认识和纵向解决胎儿泌尿系统疾病，可以明确改善胎儿到新生儿的医疗结果，减少相关并发症的发生，使治疗的过程规范化，这是我未来要重点开展的内容之一，也是我们整个一体化管理中一个必不可少的环节。

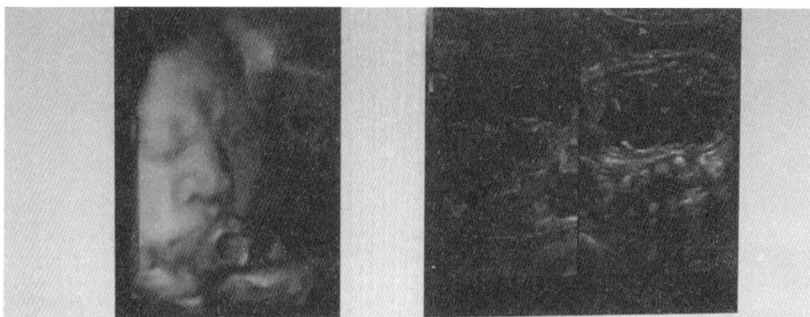

检查所见：

胎位 LOT。BPD87mm，HC316mm，AC325mm，FL71mm。羊水暗区57mm，羊水指数170mm。

胎盘：位于子宫前壁，厚30mm，成熟度Ⅱ度。

脐动脉两条，S/D：2.27，HR：134次/分。

胎儿头部：颅骨回声可见，大脑回声可见，脑中线居中，丘脑可见，侧脑室未见增宽，小脑形态未见异常及小脑蚓部可见。上唇皮肤回声未见明显中断。

胎儿颈部：未见脐带压迹及彩色血流环绕。

胎儿胸部：肺脏可见，心脏位置未见异常，心胸比例正常，心律整，由四腔心观"十"字结构存在，房室大小比例未见异常，左右心室流出道可见。

胎儿腹部：腹壁未见明显异常，肝、胃、双肾、膀胱可见。右肾大小：66mm×36mm，肾盂可见分离，前后径30mm，肾盏扩张，肾实质变薄，肾实质最薄处厚1.8mm。右下腹可见一迂曲的长条状囊性包块，最宽处约11.2mm，上端似见与右肾盂相通，下端为一盲端。

胎儿脊柱：颈、胸、腰、骶尾段排列形态未见异常，脊柱弯曲度未见异常。

胎儿四肢：肱骨、尺桡骨、股骨、胫腓骨可显示。

提示：

宫内妊娠，单活胎。

胎儿右肾积水声像。

胎儿右下腹囊性包块声像，考虑为扩张的右侧输尿管。

脐动脉血流频谱正常范围。

建议产前咨询及定期复查。

Ⅲ级产科彩色多普勒超声检查主要是诊断胎儿无脑儿、严重脑膨出、严重开放性脊柱裂、严重胸腹壁缺损及内脏外翻、单腔心、致死性软骨发育不良。

由于受多因素的影响，对唇红裂（轻度兔唇）、先天性心脏病、骨骼系统畸形的诊断准确率及检出率较低。

图 5-7　产前超声检查报告单

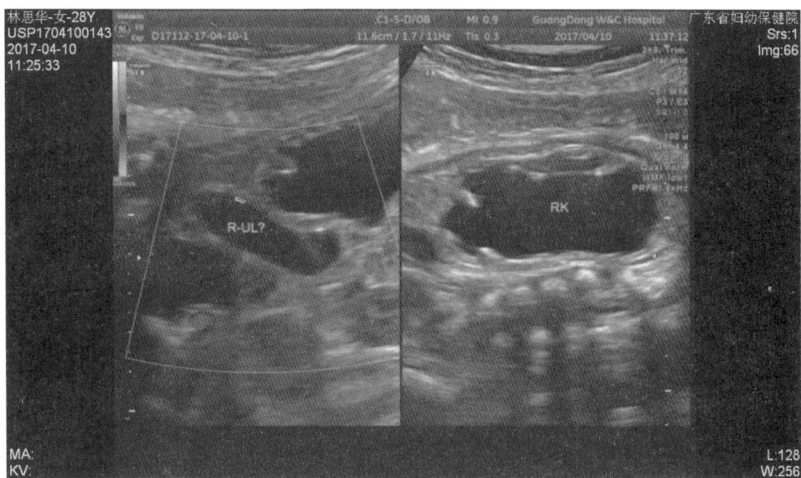

图 5 - 8　产前超声提示：左肾积水、左输尿管扩张

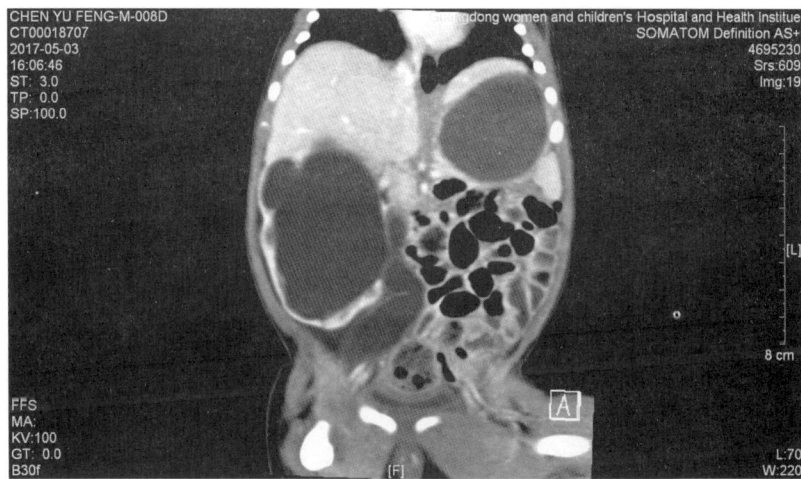

图 5 - 9　CT 提示：左肾积水并输尿管扩张，考虑左输尿管下端异位可能

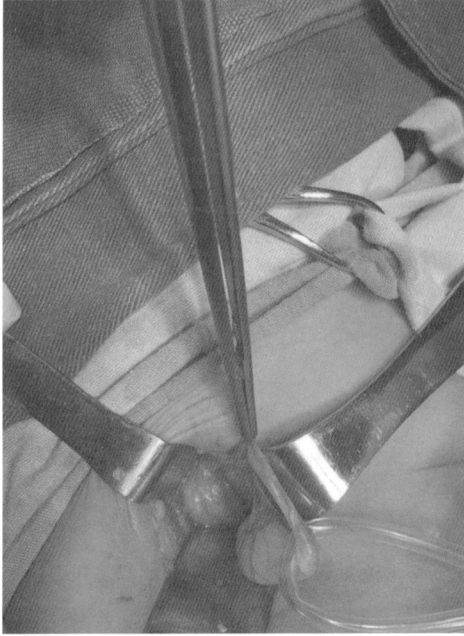

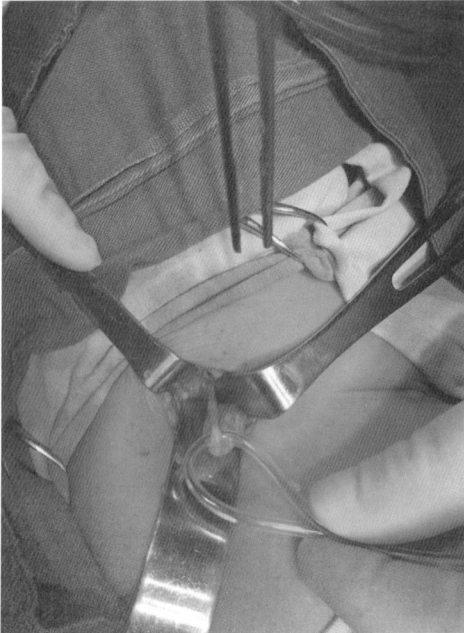

图 5 – 10　术中图片（见附图 6）

七、胎儿膀胱外翻并尿道上裂

看到上面这个题目，大家就知道这一定是个少见病，也一定是个很复杂的病。这类患儿出生后腹部膀胱部位有一裂口，有尿液自裂口排出，有一个发育不良的阴茎且阴茎体背侧裂开，与膀胱处裂口融合在一起，形成所谓的膀胱外翻并尿道上裂。由于没有产前诊断，过去这类患儿只有等出生后才能进行临床处理，绝大多数父母都在患儿出生后因为其生活质量不佳而选择放弃，小部分父母对孩子仍抱有希望，但几经治疗最后都只能放弃。文献上国外的治疗包括分期手术，即先将膀胱与阴茎分开，修复尿道上裂，关闭膀胱裂口，部分还需要考虑进行骨盆的整形或牵引，后期需要考虑尿流的控制效果，若患者不能自己控制尿液排出，则需要进行尿控的治疗，程序相当复杂，想了解的可以找专业知识学习。由于该病预后不良，所以早期诊断，特别是产前诊断，对早期选择胎儿的去留意义重大。

2017 年 5 月的某一天，我到某院进行例行的胎儿咨询门诊工作，了解到有一例孕 35 周的胎儿在连续超声检查中均没有见到膀胱，且羊水少，医生考虑胎儿可能有问题，但不知道问题出在哪。经过讨论，他们怀疑胎儿可能是泌尿系统疾病，但他们对具体可能是什么疾病尚未能明确诊断。我看到超声检查报告单后，考虑是膀胱外翻，但因为之前也没有亲自诊断过此病例，所以我只能和大家探讨关于膀胱外翻的临床解剖概念和形态学改变，并对照超声检查结果进行比对分析。由于胎儿孕周已经很大，且没有准确的依据可以肯定诊断，我只能告诉家属高度怀疑胎儿是膀胱外翻并尿道上裂，并详细交代可能的不良预后，使其在产前就有心理准备。预产期到了，孩子如期分娩，其腹壁可见典型的膀胱外翻并尿道上裂，阴茎发育差，与产前分析吻合。家长也很自然地面对出现的问题，由于有了产前的咨询，他们选择了放弃。

经过此案，使我进一步认识到，胎儿膀胱外翻在产前可以获得很可靠的诊断，可以在早期进行判断和咨询，能减少不必要的胎儿的出生。该案例的诊断为我们今后的诊断思路和早期诊断方案的确定提供了直接的临床证据。患者的需求就是我们的动力和创新的源泉。当产前超声检查发现胎儿膀胱消失或羊水过少时，需要高度怀疑膀胱外翻或同时合并尿道上裂，需要当成特殊的胎儿异常来进行判断和分析，需要找专业的小儿泌尿外科或小儿外科医生进行咨询和评估，确定泌尿系统疾病的性质。胎儿膀胱外翻是可以在产前获得准确诊断的，此案例给我们的教训是，需要改变传统的对胎儿泌尿系统疾病的认识。在产前超声影像技术日新月异的今天，应该有信心相信我们自己的判断和能力，相信胎儿疾病可以在产前具有一定的体征表现，可以给临床提供可靠的形态学证据。在胎儿疾病咨询方面，医生需要更加详细地了解胎儿的全身情况，也需要了解既往史和遗传史，为胎儿疾病的判断和早期诊断获得更多的相关信息。

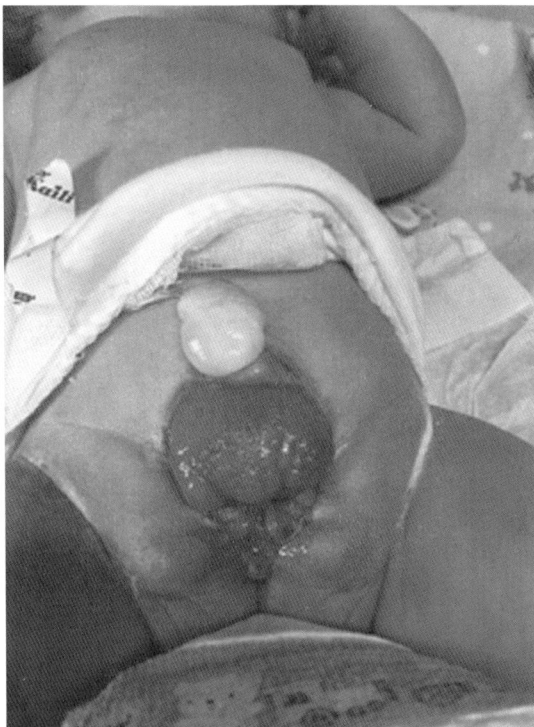

图 5 - 11　膀胱外翻并尿道上裂（见附图 7）

八、胎儿膀胱增大——神经性膀胱

2016 年上半年的某一天，接到医院医务科通知，要我参加一个院内扩大会诊。会诊的病例是一对双胎妊娠的新生儿，产前出现双胎膀胱增大，产前诊断怀疑为后尿道瓣膜。因为膀胱增大较明显，为减轻胎儿肾脏的功能损害，为其做了宫内的膀胱—羊膜腔引流置管术，术后膀胱增大情况有所缓解。胎儿在正常预产期顺利分娩，出生后发现两例新生儿均有膀胱胀大、尿潴留的症状，临床给予处理，行留置尿管，持续导尿，但观察一段时间后发现，小儿排尿困难的情况仍然无缓解。患儿家长在外院咨询专家意见，专家认为不排除神经性膀胱。因为产前的咨询未涉及神经性膀胱的诊断，所以家长认为是医院误导了他们的选择，早知道有神经性膀胱，他们可以选择产前放弃妊娠。会诊的目的：①疾病的诊断；②下一步的治疗方案。由于家长了解到神经性膀胱的不良预后，所以情绪较激动，甚至扬言要打当事医生，经过调停和劝解，家长终于平静下来，并由我负责与家长沟通和解释，使家长了解这方面的情况和现状，也和家长解释了下一步的治疗思路。

神经性膀胱，顾名思义就是膀胱的神经出了问题，导致膀胱不受控制，不能有效收缩和放松，这是一个先天性的问题。现代医学认识到，由于膀胱功能的丧失，因此需要通过尿流改道来实现终生的排尿问题，所以是终生的残疾。若能在产前诊断或早期判断中考虑有神经性膀胱的可能，目前大部分还是会选择放弃，但在产前要确诊为神经性膀胱有较大的难度，即使是生后的早期确诊也都有困难。而本病例最重要的问题是产前并没有与家长直接交流关于神经性膀胱方面的风险和可能性，这也凸显了产前咨询和专业知识的重要性，同时也说明在产前咨询中需要全面了解相关知识，这也是当前国内多数胎儿医学中心需要进行胎儿多科会诊或组建胎儿医学多学科专家团队的原因。

为了解决该病例的问题，我首先安抚了家属的情绪，一对孩子顺利来到人间对一个家庭来说是一桩喜事，也是人生命运的自然安排，既然来到就要勇于面对，现实中我们每个人都会经历种种的不顺和磨难，但每个人都需要有信心去面对和解决，目前我们都在为其想办法。随后我向家属指出，就患儿目前的诊断和表现尚不足以确诊为神经性膀胱，以我的经验来看仍然要考虑后尿道瓣膜，但因为在宫内的梗阻时间较长，尿动力和功能恢复需要较长时间。为此我提出了一个解决方案，根据新生儿当前的表现判断，出生后的膀胱功能差有可能是神经问题，也有可能是动力问题。由于现在通过导尿可以满足尿液不潴留的要求，所以泌尿系统功能不会受到进一步的损害，且新生儿太小，许多检查不适宜，也不准确，所以需要一段时间的观察，并建议可以通过我院的专家平台邀请国内治疗经验丰富的神经性膀胱疾病方面的专家进行会诊。经过专家讨论，给出的意见与我的一致，所以家长最后也接纳了处理意见，并随后由我院的医务科跟进后期的随访。

经过几个月的等待，患儿的膀胱功能开始有渐进性的恢复，可以观察到膀胱的收缩和排尿，结果证实问题还是出在尿道上，后续的治疗就是等待合适的时机进行尿道的瓣膜电切。该案例提示，专业的胎儿咨询和负责任的态度是十分重要的，具备临床的综合判断经验是胎儿医生必备的素质。

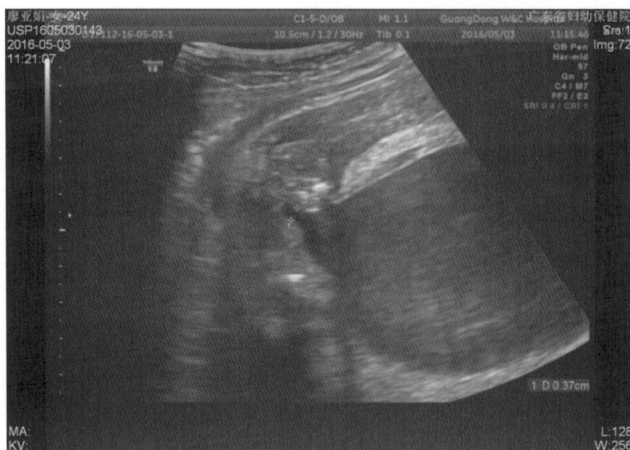

图 5 - 12　胎儿膀胱超声影像

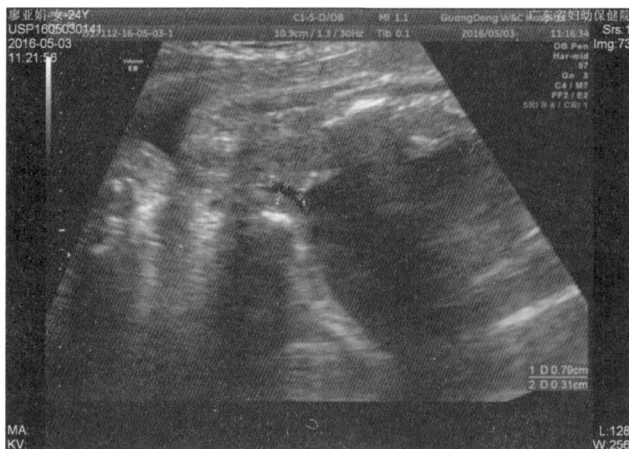

图 5 – 13   产前超声提示：胎儿巨膀胱，后尿道瓣膜未排

九、胎儿后尿道瓣膜

尽管上面的案例也是后尿道瓣膜，但我对于胎儿后尿道瓣膜的认识还是从几年前的一位典型案例开始的。

2013 年，胎儿医学科初开的一天，我接到我院超声科的一个同事的电话，说有一个胎儿问题需要我帮忙看一下。我拿到超声检查报告，见到的描述是胎儿双肾集合系统扩张，均为轻度的肾积水表现，输尿管双侧均可见扩张，最大直径约0.5mm，膀胱稍大，但可观察到膀胱的收缩，后尿道有明显的扩张，见到典型的"钥匙孔征"（图 5 – 14），根据超声检查报告的意见，可以确诊为后尿道瓣膜。这一份超声检查报告的描述构成我以后对所有胎儿后尿道瓣膜的基本诊断依据和标准。经过反复多次的超声随访，也同时应用 MRI 检查对后尿道瓣膜进行了形态学的判断和分析，该病例可以准确诊断为后尿道瓣膜。当时胎儿已经孕 36 周了，经过遗传学检查排除染色体异常及其他合并的结构异常后，胎儿在孕 39 周顺利分娩，是一个男孩。新生儿的主要症状是膀胱充盈，24 小时仅有几滴尿液排出，考虑到产前的诊断，胎儿出生后及时通过超声复查泌尿系统，发现小儿的肾集合系统扩张和尿路梗阻仍然存在，后尿道也仍有扩张，具备后尿道梗阻的诊断，因此果断地给予其导尿管插管引流并留置。第一次导出 300ml 尿液，后续的持续导尿可见尿流动力不足，但尿液较多。由于有产前的诊断和咨询，家长此时已经有了思想准备，对下一步的治疗也有大概的了解。征得家长同意后，在孩子出生后的一周让其带着导尿管出院，每一个月回院复查一次，并于出生后的半年联系外院进行尿道镜手术，实施尿道镜下的瓣膜切除。术后的结果令家长很满意，孩子的排尿功能没有受到影响，且对孩子以后的心理影响也降到了最低。

后尿道瓣膜的发病率不高，在所有胎儿泌尿系统疾病中只占 0.2% ~ 0.3%。随着产前诊断技术的进步，许多胎儿后尿道瓣膜可以在出生前确诊，但由于认识上的巨大差距，产前诊断怀疑为后尿道瓣膜的胎儿多数被引产，而真正出生后找小儿泌尿外科医生的患儿多是产前未经诊断或诊断不明确的。这里有一个很重要的问题是，所有被怀疑或产前超声确诊为后尿道瓣膜的胎儿最终并没有在引产后去验证，所以临床上确诊为后尿道瓣膜胎儿的准确数据往往与实际情况相去甚远，这为临床的有效治疗增加了难度。远期的肾功能受影响的情况也导致了后尿道瓣膜预后不良的现象，但若是在胎儿期就将处置计划列入产前或生后的早期治疗中，则该病对泌尿系统的影响就可以降到最小，早期治疗也为患儿的生长发育奠定了良好的基础。

此案例的实践使我对胎儿后尿道瓣膜有了初步的认识，并对早期产前诊断和评估有了一定的认识。在本人的临床实践和对泌尿系统生理和病理的认知中，泌尿系统的梗阻部位越低，尿流动力的改变越大，对泌尿系统的整体影响也就越大，所以该情况越早发现，治疗效果越好。

随着对胎儿下尿路梗阻的认识的加深，现在产前早期发现的梗阻可以考虑在孕 32 周前行膀胱—羊膜腔引流，即通过选择合适的导管（两头卷曲），经胎儿镜在超声定位下引导，将导管置入膀胱和羊膜腔之间，使膀胱内的压力较高的尿液经导管排到羊膜腔内，达到降低泌尿系统内部的压力、保护泌尿系统功能的目的，梗阻的原因可以在胎儿出生后的合适时机进行诊断。虽然这项技术已经成功在临床中开展，但临床效果评价尚不能使其作为一种主要的治疗手段，只是在特殊情况下才会进行。对于大多数胎儿泌尿系统梗阻情况，还是选择在胎儿出生后进行早期干预。在出生后的新生儿期实施穿刺置管引流是当前的主要治疗手段，经过引流可降低压力，为后续的治疗方案选择做好准备。

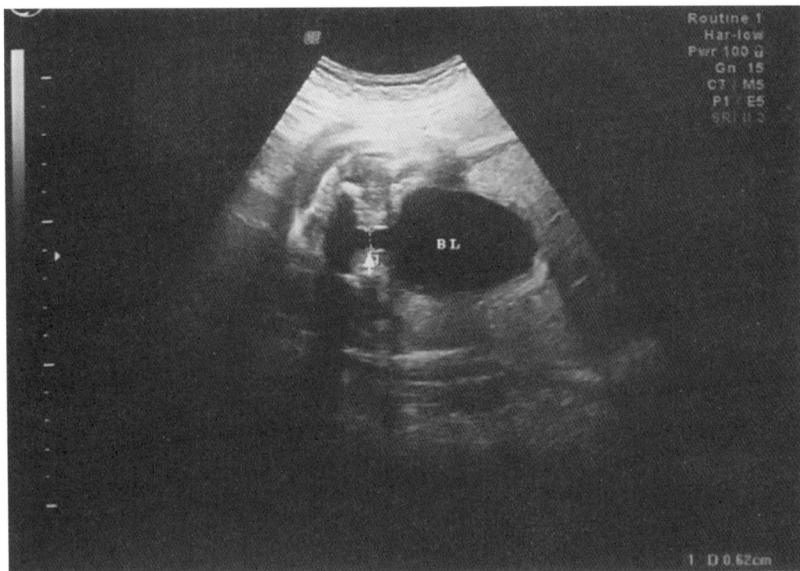

图 5 - 14 产前超声提示：后尿道扩张，膀胱扩张，形成典型的"钥匙孔征"

十、胎儿尿道下裂

写这个题目的时候我的内心有点忐忑，因为我国计划生育的缘故，涉及产前胎儿性别的话题都是较敏感的，但出于专业的责任和认识，我必须将这方面的科普知识介绍给大家。下面这个典型案例对我触动很大，所以写出来跟大家分享。

2014 年年底，我在门诊接待了一对夫妇，第一眼就可以看出他们已经很着急了。胎儿的爸爸将之前所有的检查结果摊在我的桌前，很厚的一叠，急切地向我叙述产前的检查情况。胎儿已经孕 28 周，产前的所有遗传学筛查和正规检查都按常规做了，唐氏筛查低风险，超声的 NT 检查正常，无创基因检查低风险。但在孕 24 周超声检查的时候发现，胎儿的四肢长骨小于孕周、肠管回声增强、室间隔缺损可能，多家医院检查后一致认为胎儿需要引产，甚至连省内权威的专家也是劝其放弃，所以他们找到我希望能在我这得到一丝机会。我当然还是要求他们在我院进行超声和 MRI 检查以便采集更多的胎儿信息。并不是我不相信外院的检查，特别是省内权威专家的意见对我的判断影响很大，但我还是希望形成自己的意见和认识。而且纸质超声和影像结果的数据有限，我希望通过电脑和医院的影像系统获得更加精细和准确的图像资料，这对做出准确判断尤为重要。

我院的超声检查结果与外院基本一致，肠管回声增强、四肢长骨小于孕周，但在描述外生殖器异常时，很明确地提到外生殖器呈"郁金香征"（图 5 – 15），即男性外生殖器的阴囊形状像郁金香的两个花瓣，中间的阴茎根部竖在"花瓣"中间，阴茎远端超出"花瓣"，形成所谓的"郁金香征"。正常的阴茎根部是在阴囊的上方，而这种"郁金香征"意味着阴茎根部在阴囊中间，是典型的尿道下裂的表现，基本可以据此得到确诊。但根据以往的检查标准和要求，医生是不能向父母论及胎儿性别的，所以在常规超声检查的结论中并不涉及性别。但我必须要和胎儿的父母详细交流和沟通。事实上，胎儿父母已经在外院的检查中得知胎儿的性别和可能的尿道下裂，但关键在于胎儿是否能保留，出生后是否能像正常人一样。胎儿的妈妈在我院做的脐带血检查也未发现异常，染色体核型分析报告为46、XN，提示未见异常核型，微阵列分析也未见异常，根据检查结果基本可以断定是受宫内环境因素影响后出现的胎儿宫内发育迟缓现象，从而表现出一系列胎儿全身反应，包括肠管回声增强、外生殖器发育异常等。胚胎在发育过程中，由于受到外部环境的影响，导致胚胎发生反应并出现结构改变，于是产生了畸形。虽然具体的原因和发生机制有待认识，但对胎儿的影响需要进行临床的分析和综合判断。

我将其所有资料归齐后，为胎儿的父母进行了详细的分析，首先排除了可能的遗传风险，剩下的主要问题就是尿道下裂情况，这也是我较擅长的专业内容。根据尿道下裂的分型，结合该例的超声影像结果，可以判断这是一个常见型的尿道下裂，胎儿是可以正常分娩的，且出生后通过临床手术治疗可以获得正常的生活质量。至于肠管回声增强是一个超声软指标，一般没有特殊的临床意义，在胎儿受到环境影响时，这是较早和较敏感的反应指标，多是伴随胎儿宫内发育迟缓的情况出现。较小的室间隔缺损一般随胎儿出生后的生长发育可自然恢复。所以根据我的分析，孩子肯定可以要，虽然有较多的宫内异常，但都不是危及胎儿生命或可能导致严重残疾的异常。在我的耐心解释下，家长终于决定将孩子生下来，虽然未知路上还有很多的不确定性，但至少选择的权利掌握在自己手上，且尿道下裂临床上的治疗效果也基本达到较满意的结果。

胎儿满月，瓜熟蒂落，孩子出生后如我之前评估的，基本上生长发育正常，但外生殖器有明确的异常，临床诊断为冠状沟下型尿道下裂（图 5-16），择期手术修复。家长看到新生儿一切都很好，很庆幸当初做出了正确的选择，但同时也看到了新生儿外生殖器的异常，即尿道下裂，迫切地想知道下一步的治疗方案和可能的结局。我在孩子临出院前向家长交代了详细的后续治疗计划，在孩子两三岁时进行手术治疗，既不影响孩子生育，也不影响其生活质量，但需要在孩子懂事前早期修复尿道，使其尽快达到正常人的生活要求。孩子出院后的随访一切都正常，保健指标也基本达到正常孩子标准。孩子两岁时，家长给我发来信息，希望能尽快完成尿道下裂手术。虽然我也做过尿道下裂手术，但由于当前的胎儿医学工作，我已经没有太多的时间，我的工作重心更多的是放在胎儿早期的诊断和方案的建立上，所以为了慎重起见，我推荐了华南地区最好的小儿泌尿外科专家帮助手术。手术很顺利，现在孩子已经在康复中。

此案例为我们展示了胎儿尿道下裂的早期超声诊断是可行的，并可以通过产前的咨询和评估对未来的临床结局进行分析和判断，使父母做出理性的选择。

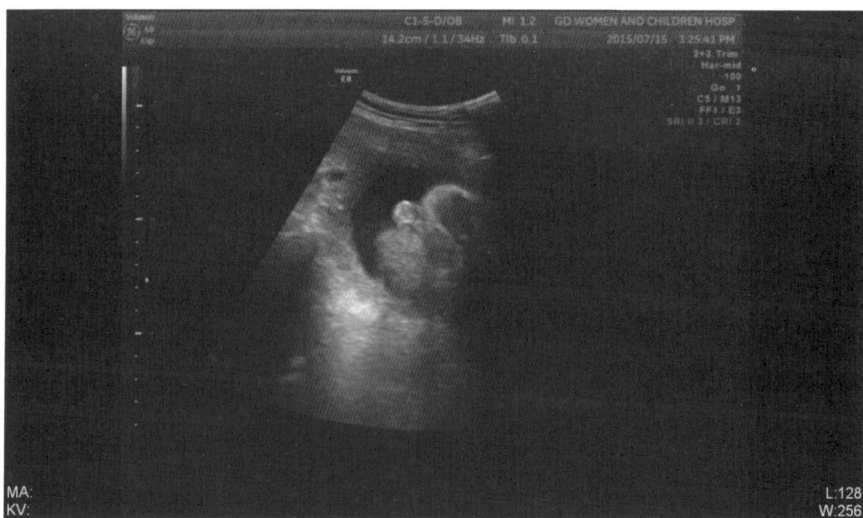

图 5-15 产前超声提示：外生殖器异常，尿道下裂未排

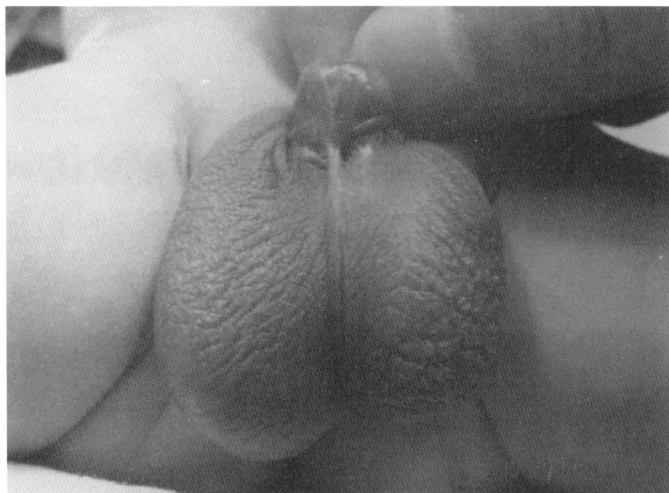

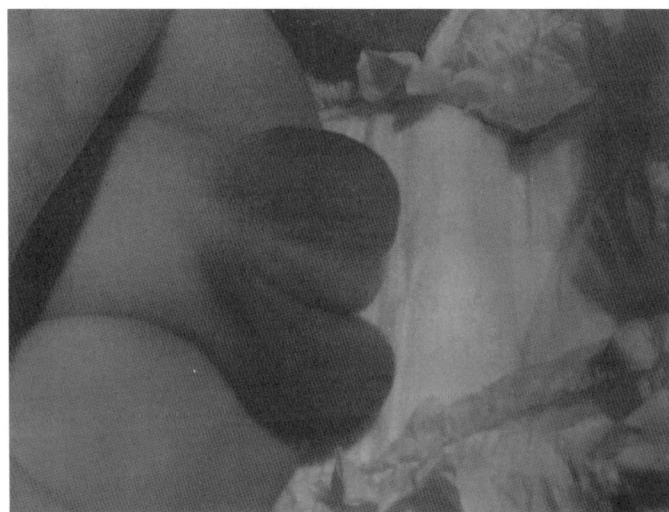

图 5 - 16　尿道下裂（见附图 8）

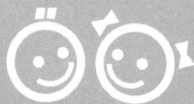

第六篇　妈妈心语

一、时光倒流

时光倒流，历史追溯到 2004 年 6 月，广东省妇幼保健院。

在孩子出生前的一个月，我进行例行的产检，检查过程中，超声医生突然仔细地看着荧屏。他们发现了什么？医生那种严肃的神情、寂静无声的场景至今想起来都仿佛发生在昨天。检查后，医生让我在外面等待报告的时候，我一直都很紧张，祈祷不要有什么事，但结果出来仍然是当头一棒，产检传来噩耗，孩子的单边肾脏出现了问题——学术上称之为肾囊性发育不良。这晴空霹雳让准备荣升妈妈的我坐立不安。孩子问题大吗？找谁能给我解答心中的疑问呢？虽然我从没有想过放弃小孩，但孩子将来能不能像正常人一样？成长中会有什么与他人不一样的困扰？当时有一位产科医生向我们推荐了医院小儿外科主任俞钢教授。我急匆匆地在母亲的陪伴下找到了当时任小儿外科、新生儿外科主任的俞钢教授。记得第一次见到俞钢教授，就感受到他的亲切，从他慈祥的面容和言谈交流中了解到孩子当前问题的症结所在，知道孩子将要面临的是可能一侧肾出现问题，但她的另一侧肾是正常的。孩子肯定是可以要的，但问题的重点在于我们需要接受一个正常但不完美的孩子。与俞钢教授的交流让我们全家人都有一种如释重负的感觉，也更加坚定了我的初衷。我的先生和母亲都认为只要有机会就要努力争取，特别是我的母亲，她认为孩子是上天的安排，既然命中注定，就要顺其自然。虽然我们心里有一定的压力，但有了俞钢教授的意见和知道未来孩子可能出现的问题，反而卸下了心理包袱，既来之则安之。根据俞钢教授的咨询意见，我只要等待孩子正常足月分娩就可以了，并不需要采取任何干预措施，所以孩子在 39 周后自然分娩。

小孩顺利出生了，正如之前所检查的结果一样，孩子的一侧肾脏出现了问题。在惊喜地迎接了我标致的宝贝之后，我不得不接受这个残酷的现实。除了一侧肾脏囊肿，孩子出生后的所有检查都是正常的，我也真正有了做妈妈的感觉，孩子的吃、喝、拉、撒以及所有的表情都给我和家庭带来无限的欢乐和幸福。按照俞钢教授的意见，等孩子三个月后就要采取手术切除囊肿。

喜悦的时间过得很快，手术的时间不知不觉就到来了。之前俞钢教授答应了母亲的要求，亲自为孩子进行手术，这给我们带来了信心。孩子还很小，可以想象血管也相当细微，手术应该有难度，但从之前的咨询和了解中，我们知道俞钢教授在这方面是很有经验的。看着孩子被推进手术室，她那懵懂无知的眼神和离开妈妈怀抱的恐惧哭声都让我这个做妈妈的心碎，我只能强忍着泪水，目送孩子进入手术室，嘴里喃喃自语，不会有事的，放心吧，一切都会好的。在手术室门口等候时，我和家人都很紧张，我的心情也掉到了谷底，当时想起了一句话：天将降大任于斯人也，必先苦其心志，劳其筋骨，饿其体肤……这给了我莫大的安慰。

一个多小时的手术终于结束了，俞钢教授出来给我们介绍了手术大致的经过和情况。手术是顺利的，但我什么也没有听进去，只知道手术结束了，孩子一切安好。后面的一切便按正常流程进行着，恢复饮食，伤口拆线，痊愈出院。

那时候还没有流行手机摄影，也没有随手拍，非常遗憾没有留下照片，但是回想起来一切都是历历在目。孩子的手术应该是成功的，但遗憾的是在腰的一侧有一条线清楚地提醒着这样一个事实，而且这条线随着年龄的增长而增长，这使我久久不能抹去心中的伤痛。听俞钢教授说现在可以做微创手术了，手术后应该不会留下疤痕了，这是医学的进步，也应该是俞钢教授他们努力的结果。

那段期间，又见了俞钢教授几次，他还是很和蔼和耐心地提醒我们观察孩子手术后的情况，以及今后生活中需要注意的事项等。他也很用心地关注和抹去我们因此事而产生的心理阴影，每次和俞钢教授见面都让我感觉到好像见到家人一样，心里踏实了很多。时间虽说已经过去十多年，虽说是因为医缘而认识了俞钢教授，但认识后发现：世界上总有那么一些人，让人见到他就会莫名其妙地喜欢上他……每次要跟恩人见面时我都有种莫名的激动，与他聊天如沐春风，也因此对他的工作产生了敬佩之情！

十几年过去了，孩子长大了，我的母亲已不在人世了，但当年母亲和俞钢教授谈话的核心内容还依然记在我的脑海中，永远不会忘记！孩子的个头长得跟爸爸一样高了，身高比同龄人偏高，外表看来跟正常儿童没有什么两样，除了偶尔腰容易感到累。但是我知道未来的路还有很长，我们仍要继续努力！感谢俞钢教授在关键时刻的倾力悉心相助，感谢俞钢教授在每次我们需要的时候及时指导！我相信我的孩子会越来越健康。通过孩子的真实体验，我也学会了该如何生活，希望孩子能越挫越勇，健康阳光！

泳泳妈妈

于 2017 年 5 月 31 日

二、不要轻言放弃——Nick 的故事

Nick 今年 4 岁了，他精力旺盛、活泼好动，喜欢打篮球，可谁又能想象得到，如果不是一场偶遇，或许 Nick 就要错过

这个世界，等待下一个轮回了。

（一）一切来得太突然

Nick 在妈妈肚子里四个月的时候，例行产检查出巨输尿管症进而导致右肾积水。在当地的咨询中，主诊医生认为我们还年轻，建议从优生优育的角度考虑放弃继续妊娠。从医院回来，我们脑海一片空白，一切都来得太突然了。我们还没有好好学习和认识胎儿方面的常识，不知道胎儿巨输尿管症和肾积水意味着什么，但就是觉得胎儿有毛病，需要看医生。

（二）不到最后一刻，不要轻言放弃

回过神的我们拼命地在网上搜索关于这个病情的资料，那是一个被吓破胆的过程，网上那些文章存在着种种无限放大的可能性。当时我们本地医院做超声检查的主任也不能对孩子的病情有一个定性的结论，但他开了一张转诊单，建议我们转诊至广东省妇幼保健院番禺院区进行进一步诊治。拿着转诊单，我对 Nick 妈妈说，一家医院说的不算，肚子里的是我们的孩子，是一个生命，不要轻言放弃，我们上广州，找最权威的医院和医生。于是我们的故事就这样开始了。

（三）初见，小儿外科主任——俞钢主任

时至今日，我还清晰地记得，见到俞钢主任的时候已经是中午的十二点左右。刚从手术台下来的他，不顾手术后的疲劳，耐心了解了我们的情况后，二话不说，拿出一张白纸，给我们画了解剖图，一一地给我们分析讲解，明确告知我们胎儿的问题是可以治疗的，但要在出生后进行治疗，并鼓励我们要坚持，不要轻易放弃。他还给我们举了很多类似于 Nick 病情的例子，患儿经过出生后的治疗都获得了正常的生活，这让陷入绝望的我们突然间看到了希望，抓到了救命稻草，并很快在医

院进行了超声复查，明确胎儿诊断。在得知我们是从外地过来的后，俞钢主任嘱咐我们可以放心先回家，在继续妊娠的过程中，每隔两个月就回来复查，随时跟进病情的发展。这个在我们都认为很复杂、很难解决的问题到了俞钢主任这里，一下子就变得迎刃而解了。

随后的第一次复查，Nick 的病情并不乐观，而且这一次左肾也出现了肾盏分离的情况，但在俞钢主任看来，这只是一个动态的变化，并没有恶化，胎儿的肾功能还是有的。第二次复查，Nick 的病情仍然继续恶化，这让我们内心更加焦躁、担心，并感觉束手无策。而第三次复查已经来到第二年的四月了，这时候 Nick 已经在妈妈的肚子里待了九个月了，考虑到 Nick 的病情，我们接受俞钢主任的建议住进了医院。因为尿道梗塞，Nick 的泌尿系统出现了新的问题，原该排到体外的排泄物被逼回到肾里去了，致使 Nick 的肾出现了肾盏分离、肾集合系统扩张，原来尿道梗塞的问题影响到了 Nick 的整个右肾。对于是否保留这个肾困扰着我们全家，因为这关乎 Nick 的一生，我们痛苦不堪。为了尽最大可能保住 Nick 的右肾，俞钢主任对 Nick 进行了提前干预，对右肾进行了穿刺引流，干预治疗后一个星期的检查报告显示病情有所好转，但是对于肾还有多少功能还是不能确定，对于右肾是否可以保留还是一个问号：留，没有功能的右肾会是一个病灶，如果以后感染了会波及左肾，那就会直接威胁到 Nick 的生命；不留，做为父母，打从心底会觉得对不起 Nick，因为他将终生只有一个肾。一个决定，可能会影响 Nick 的一生，做为父母的我们，不敢轻易下决定。但不放弃始终是我们坚定的目标，只要孩子有机会，我们决不轻言放弃。我们向俞钢主任咨询，想了解最坏的

151

情况可能会是什么。俞钢主任向我们解释，一个人若只有一个正常肾是完全可以像普通人一样的，单侧正常肾可以代偿承担机体的需要，无论是运动需要还是基本生活需要。现实生活中也不乏这样的例子，所以 Nick 最坏的结局就是将来只有一个肾，另一个有问题的肾会采取手术切除治疗。

因为右肾的病情对左肾有了影响，在右肾保不住的情况下，为了避免左肾受到影响，经与我们商量，俞钢主任决定让 Nick 提前出来，因为这个时候 Nick 已经满 38 周了。就这样，在 2013 年 4 月 19 日，我们终于见到了 Nick。当护士把 Nick 从产房推出来时，Nick 已经睁开眼睛，吮吸着手指，指甲有点长，和所有刚出生的小孩一样，皮肤皱皱的，好可爱哟！Nick，见到你，真好。

在整个过程中，俞钢主任一直在尽最大的努力，以各种方式去努力保住 Nick 的右肾，这让做为患者家属的我们十分感动。

（四）另一场战斗的开始

Nick 的出生，并非意味着所有的事情就结束了，而是另一场战斗的开始。因为 Nick 的病情还依然存在，所以从产房出来后就直接被送到新生儿科由专门的医生、护士照顾。虽然出生时的情况乍看起来没有什么问题，但产前的情况还是让我们家长放心不下。很快，三天后 Nick 复查了超声波，右肾发育并不理想，但争取保留右肾的努力还在继续。根据 Nick 的病情表现，对右肾功能的判断是一个难点，因为 Nick 刚出生，太小了，还不适宜动大手术，所以俞钢主任给 Nick 做了一个外置引流，即将右肾的积水由导管引流到体外，减轻肾内的压力，使左肾的负荷有所缓解。一个月后，超声检查结果显示右肾形态改变不明显，提示右肾功能并未得到明显的改善。为了尽可能地保住 Nick 的右肾，一方面，我们去了南方医院做了一个肾图检查，检查结果表明右肾情况相当严重；另一方面，俞钢主任也请了外院小儿泌尿外科的专家过来一起会诊，最后得出的结论是右肾功能太差，建议不保留。

随着 Nick 病情的恶化，必须到了手术的阶段了，早期手术可以解决 Nick 今后的隐患。手术结束的时候，俞钢主任告诉我们 Nick 的右肾已经没有功能了，所以只有切除。尽管这是一个坏消息，但我们的心也好受一点，至少我们没做错决定，不然做为父母一定会因此悔恨终生。

手术后，Nick 一切正常，与正常的小朋友无异。今天看着他活泼可爱的样子才真正体会到，生活中遇到困难不要轻易放弃，需要付出更多的努力，结果会证明这一切都是值得的。感恩广东省妇幼保健院的医务人员和俞钢主任对我们无微不至的照顾，感恩帮助我们顺利渡过这次难关的社会各界人士。

Nick 的爸妈

于 2017 年 7 月

三、历程感悟——一对新生儿父母的成长

相信每对即将为人父母的夫妻，都会怀着对人生美好的憧憬，带着无比喜悦的心情期待着孩子的到来……只是没有想到，自己孩子的到来是如此的一波三折……

2015 年 1 月，当确认怀上宝宝以后，我和老公真的挺高兴的，还想着，从此二人世界就要结束了，要好好珍惜，也会幻想，三人世界会是怎样的。在怀孕前三个月，我的生活过得也算是安逸，保持心情愉快，每天也尽量吃得很健康，没有任

何压力，因为老公给予我很好的保护和支持，一切的一切都在为即将来临的孩子做着准备。

直到孕 22 周，第一次做大排畸检查。还记得，那时候我真的很紧张，但因为孕期没做任何不能做的事，也没吃任何不能吃的东西，所以觉得应该不会有什么问题。只可惜，检查结果显示宝宝偏小，股骨偏短 2~3 周，考虑为胎儿的宫内发育迟缓。对于股骨偏短，医生建议补充营养（一般建议打营养针和住院观察），我也按照医嘱做了，心里想着孩子生长发育稍差一点，只要营养跟上来很快就能正常了，但内心始终担心。直到 28 周再次复查的时候，发现宝宝的股骨还是偏短，所以医生担心胎儿的生长发育可能出现问题，建议我们进一步做遗传学和超声检查。当做超声检查的时候，我特别关注医生的动作和表情，我看到医生带着严肃的表情，反复来回地在寻找什么，并一直不停地找其他医生过来确认，我猜想结果肯定是不理想的。超声检查完成后，医生让我们在外边等结果，眼看着多个医生进去，但迟迟没有出来，我心里一直在打鼓。约等了半个小时，医生才出来喊我的名字让我们进去。当时医生和我说，需要签署一份结果协议书，签名后才能告知我们超声检查情况。签名后医生告诉我们，宝宝有问题，主要是有尿道下裂的可能，这时我终于知道为什么需要签署结果协议书了，因为涉及了生殖器官的检查。听到这个消息时，我简直要崩溃了，因为我不知道，胎儿发育迟缓的同时，竟然还有尿道下裂。

面对这个结果，我们茫然失措，不知道这个孩子能不能要，我们将要面对的结局是什么。检查医生让我们去找临床产科医生，但临床产科医生说孩子结果不好，让我们去找泌尿外科医生。因为放不下孩子，所以我们还是去找了泌尿外科医生，询问了孩子这种情况如果生出来会有什么影响及需要面对的风险。当时咨询了几个泌尿外科医生，他们都告诉我们尿道下裂是个小手术，可以解决，这个不是问题，也就是说这个孩子是可以要的。我们还做了遗传学检查，在苦苦等了半个月后，检查结果出来了，染色体和基因芯片都没有问题，我们心里感觉轻松了很多，感觉排除了一些重大问题。可是当我们拿着结果去找主诊医生时，医生竟然这样说："虽然染色体和基因芯片没有问题，可是宝宝那么小，又有尿道下裂，你自己确定要不要了。"当时真的是心乱如麻，虽然尿道下裂的问题可以解决，但是医生的话让我们乱了阵脚。我们问医生孩子这种情况如果生出来会有什么问题，那医生说确定不了有什么问题，只叫我们自己确定要不要。就这样，感觉我们的宝宝在还没有来到人间就已经很麻烦了。宝宝的问题在产科和泌尿外科之间仿佛没有很好的衔接，并没有专门的医生来帮我们解决问题。

在朋友的建议下，我们去了省内另外一家胎儿医学中心，可是那家医院不承认外院做的检查报告，需要我们在本院重做才能给我们讲解情况。眼看孩子都快 30 周了，当时想，如果等多一个月，孩子都要出生了，所以拿着别院的检查结果，希望医生可以给个说法，可是还是吃了闭门羹，当下真的无比绝望，在门诊号啕大哭起来。离开医院，我们真的很压抑，六神无主，在公园坐了很久，根本没有办法决定任何事情。回到家里，我和老公发了疯似的在网上查找资料，虽然心里不舍得，但已经有了准备放弃的念头，全家也逐渐统一了认识。所幸在网上得到了俞教授的回复，在没有挂号的情况下俞教授也愿意接见我们，这让我们很感动。经过和俞教授的交谈，我们感觉思路清晰了很多，突然变得不迷茫了，一下子有了方向。俞教授说，孩子的尿道下裂可以通过手术解决，有的甚至都不是致命性的问题，只要能接受这个孩子出生后的手术费用，那么孩子还是可以留下来的。这真是让我们在几近绝路的时候，抓住了救命稻草。当时我们就决定，把孩子生下来，煎熬的内心终于平静了下来，也终于得到了我们希望的结果。

接下来依旧是定期孕检，做胎心监测等，医院的产科医生仍然建议我们引产，说我还年轻，可以再怀，可是我心里的关是过不了的，毕竟孩子都那么大了，有感情了。轻松的心情持续还不到两周，检查结果提示孩子缺氧，当时孩子已经34周了，这又是一件让我们崩溃的事。当时产科医生说，如果要保住孩子，建议当天住院进行剖腹产，不然孩子会缺氧，容易在肚子里发生意外。产科医生已经给我们开好了住院证明，当时是早上九点，其实那时候，我们还是很纠结的，因为结果的不确定性以及无法定义的早产风险，让我们又犹豫了一番。当时从早上九点开始，我和老公一直在想这个问题，犹豫不决，我们也一直在查询资料，一直在跟家人讨论，都未能决定到底剖不剖，直到下午四点，临走进住院部那一刻，我和老公说，住院后应该会有住院医生，我们还可以在生产前了解一下情况，先办理住院吧。住院后，当时其实是想先找医生咨询的，没想到，医生说我们的情况非常紧急，如果要这个孩子就要马上动手术。于是我一住院就被推去做了各项检查，当时可以说完全是身不由己。住院不到两个小时，我即被推入手术室，准备了麻醉手术，在犹豫不决的情况下生了宝宝。孩子出生的时候，只有1.5kg，身高40cm，由于孩子在宫内发育迟缓，亟须住进新生儿保温箱，老公跟着护士去办理住院手术，签了一大堆资料，其实都不知道是什么，只知道需要签的都签了。我麻醉醒后，没能看到孩子，老公给孩子拍了张相片，孩子真的很像一只猴子，个子很小，很瘦。当天孩子就做了一系列检查，一切都还好，只是在肚子里确认的问题确实存在。当时询问了很多医生，他们都表示孩子的尿道下裂只能等大点才能进行手术。住院一个多月，孩子达到了足够出院的体重，我们才把孩子接回家，慢慢地，孩子长得越来越可爱了。我们带着孩子定期做检查，医生都建议等孩子大点才做手术，最后我们咨询了小儿泌尿外科专家，他也建议等到孩子两岁时才做手术。

　　一直等到孩子一岁半，我们再次带孩子去检查，医生说孩子的情况是属于比较严重的类型，即阴茎根型尿道下裂，一般情况都需要进行两次手术。由于孩子同时伴有隐睾的情况，医生建议两岁左右先做隐睾和尿道下裂的手术，所以孩子在一岁八个月的时候做了第一期手术。孩子住院的第二天做了一系列的检查，第四天做了手术。当天早上9点进了手术室，一直到下午2点才出麻醉室，由于孩子当时清醒了，情绪有点不好，所以我在医院的麻醉清醒室里安抚了他很长一段时间。第一期手术还是挺顺利的，孩子在病床上的前几天都是需要绑手绑脚的，预防孩子拔尿管和用手去抓伤口，过程有点煎熬。8天左右就可以出院了，但出院后的一周孩子还需要带着尿管，所以在回家之前，我在网上买了手脚捆绑带，很煎熬地度过了那一周。因为孩子各种闹，各种痒，我一直看着孩子，不能让他乱动，精神压力真的超级大。等到复查拔管时，心里总算放下了一块大石头。孩子终于可以自由玩耍了，我按医嘱给孩子泡了两天的高锰酸钾，伤口恢复得挺好的。接下来就只能等下一期的手术了，预计是半年后再做手术。

　　其实尿道下裂最好是早点治疗，因为这对孩子日后的心理发展不会有所影响，而且现在很多大医院都需要预约手术时间，有的需要等很久，所以当发现孩子有这个问题的时候，应尽早带孩子就诊预约手术时间，千万不要像我们一样，临时抱佛脚。带孩子去医院动手术的时候，需要给孩子下载好动画片、歌曲什么的，因为住院期间，孩子一定会哭闹的，这些可以安抚孩子的情绪，而且一定要下载孩子喜欢的。另外住院的所需用品一定要准备好。孩子出院后不需要做特殊的护理，不过要注意不要让孩子做剧烈运动。现在我们孩子的第一期手术已经完成了，等时间到了就安排第二期手术。对于我们来说，完成他的手术是目前最大的心愿，健康、平安比什么都重要。这是我们的孩子的初生经历，也是我们的人生感悟，尊重生命，感恩上苍。

斌宝妈妈

2017 年 8 月

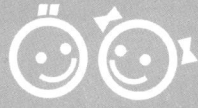

附 图

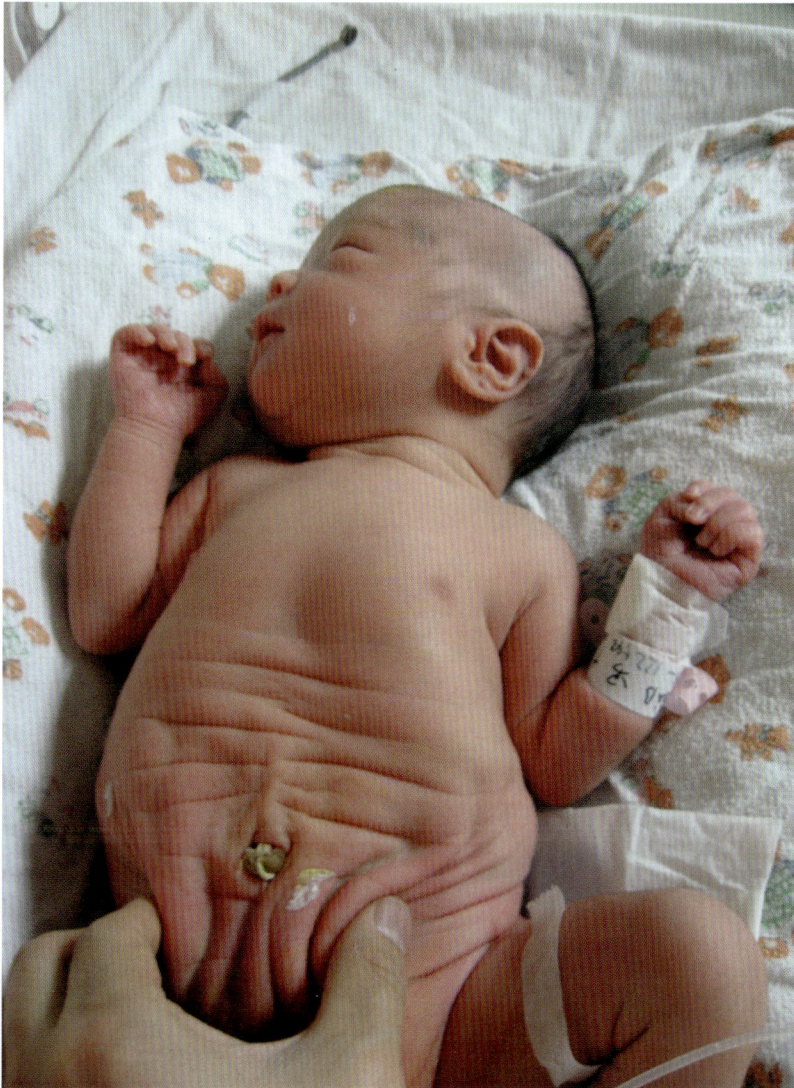

附图 1　梨状腹综合征

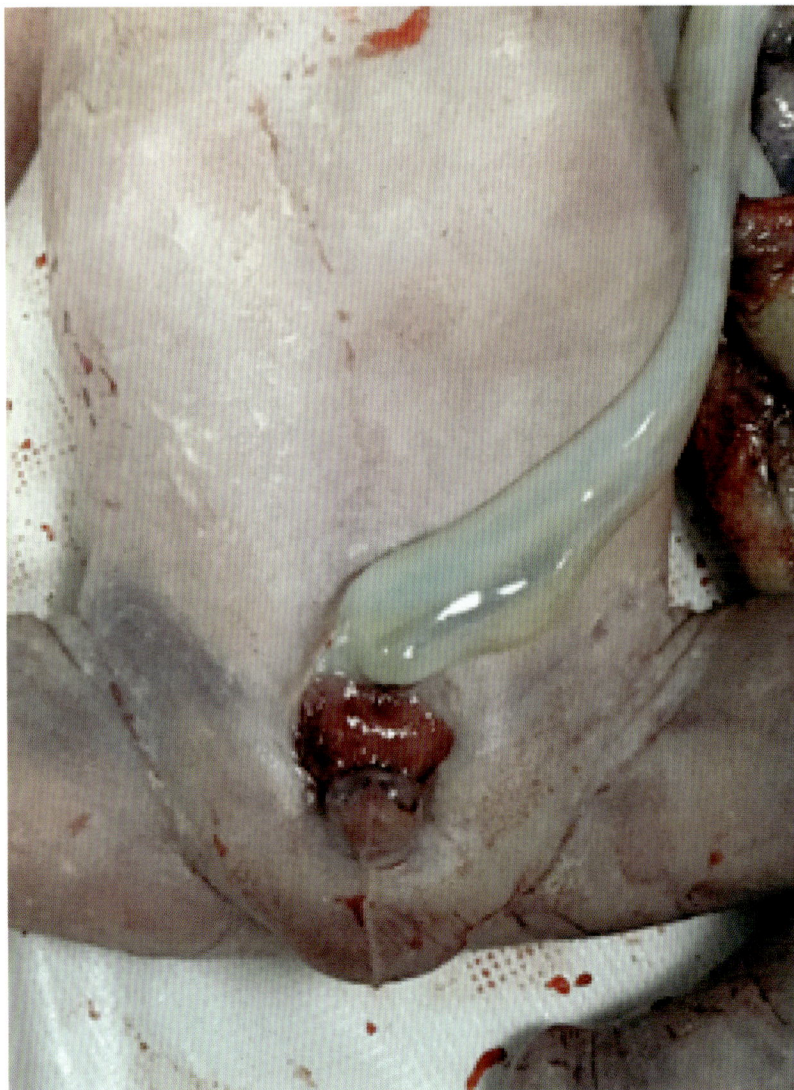

附图 2　孕 29 周 + 1 天，膀胱外翻并尿道上裂

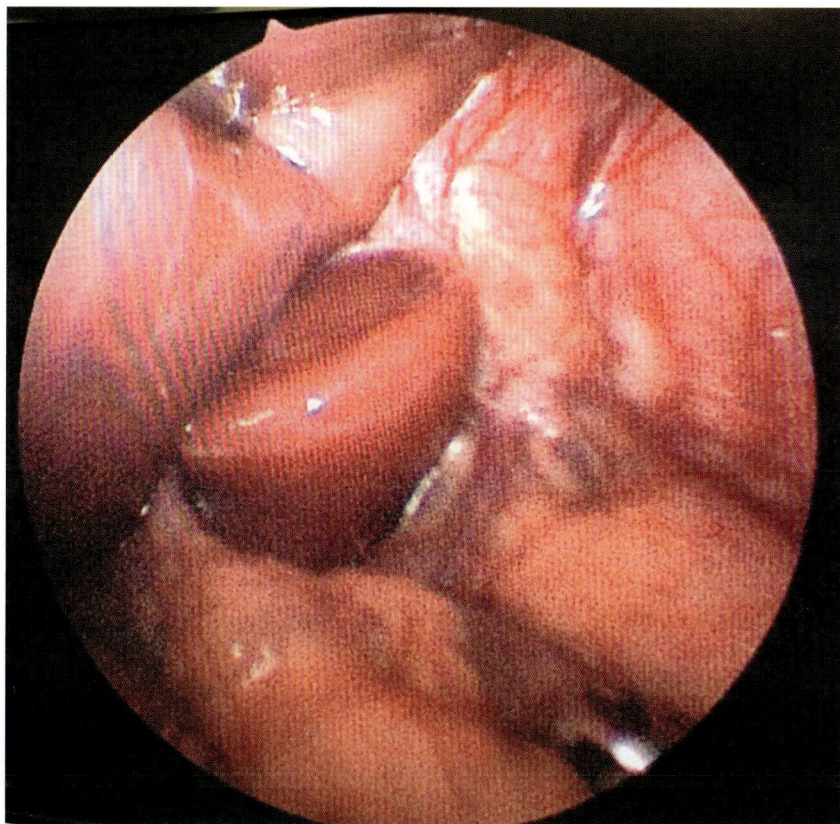

附图 3 腹腔微创术

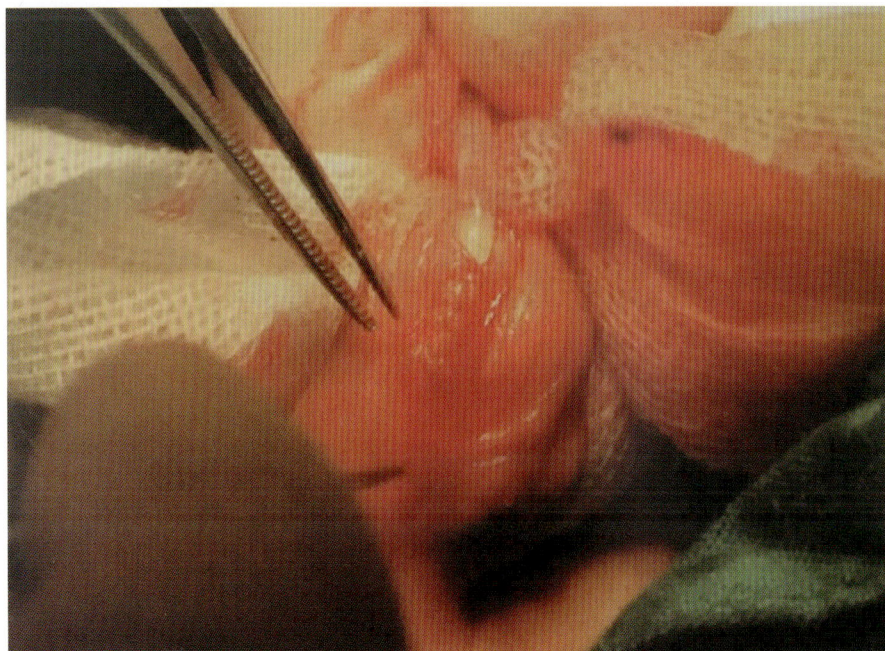

附图4　尿道下裂术中

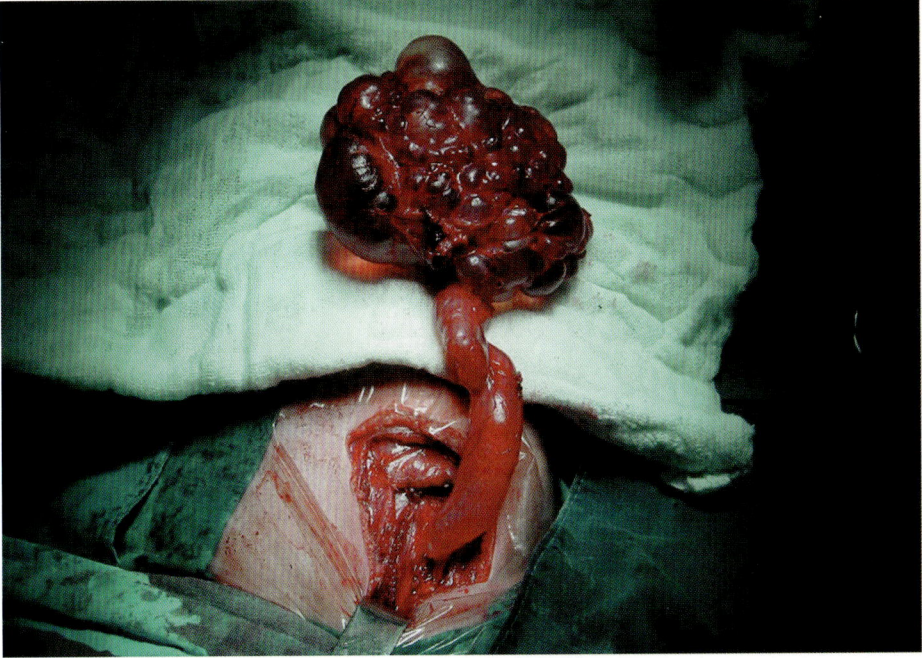

附图 5　肾囊性发育不良切除术

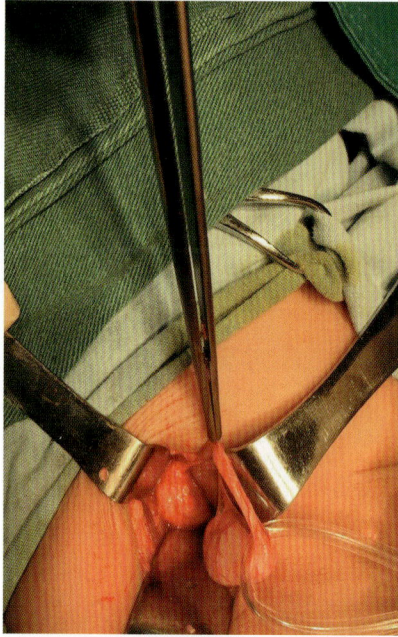

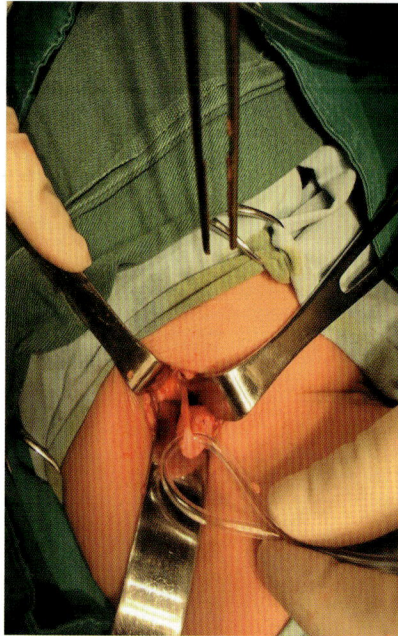

附图6 术中图片

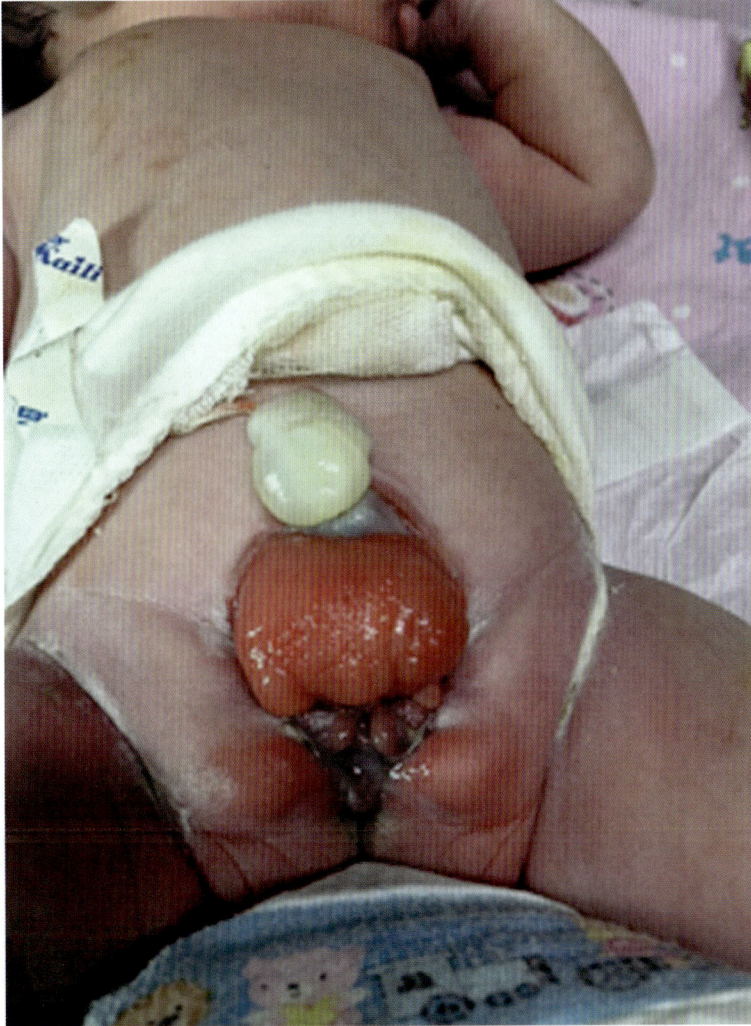

附图 7 膀胱外翻并尿道上裂

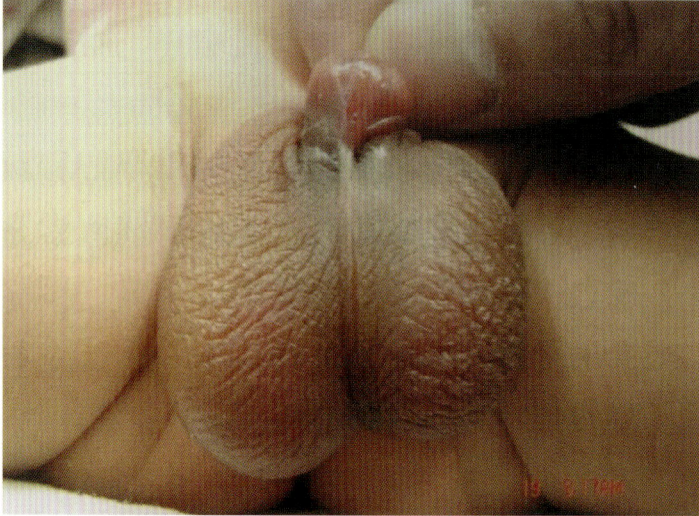

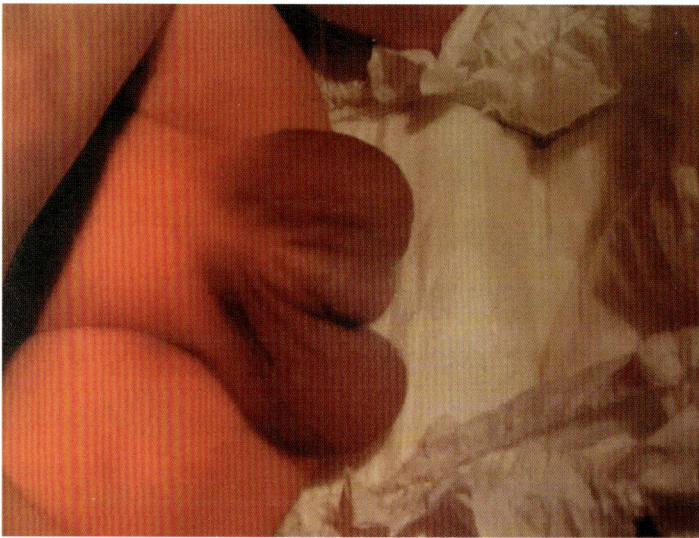

附图8　尿道下裂